皮肤疾病与健康百问

过敏与过敏性皮肤疾病
Allergies and allergic skin diseases

徐顺明　蔡茂庆　主编

上海浦江教育出版社
（原上海中医药大学出版社）

【编委会】

主　编：徐顺明　蔡茂庆

编　委（按姓氏拼音排序）：

高春芳　郭敏骅　贺雪文　侯　强

姜培红　李兰英　汪五清　王国江

徐　楠　左付国

前　言

自改革开放以来，人们的生活水平得到了显著的提高。相应地，围绕生活所摄入的食物、各种疾病所使用的药物、化妆品、保健用品、饲养的动物、环境改善后的花草植物、所接触的化工产品与化学物品等种类明显增多，过敏性疾病尤其是过敏性皮肤疾病的发生也随之日益增加。

我们从事皮肤科工作已近40年，随着诊疗实践的增加，对过敏与过敏性皮肤疾病的认识也在不断地更新之中，许多问题随着学科的发展和时间的推移逐步厘清。即便如此，对这类疾病的发病机制与临床诊治，我们仍存在诸多的困惑。专业医师尚且如此，更何况身患过敏性皮肤疾病的普通患者，他们肯定存在更多的疑问，需要一本关于此类疾病防治的科普读本，便于增加对这类疾病的认知，并在疾病诊治过程和日常生活中摒弃谬误，合理就诊，增加依从性。

距离《皮肤疾病与健康百问——您可能不知道的皮肤问题》出版已有6年。作为姐妹篇，本书的体例仍然采用前书模式，再次邀请10位具有丰富临床经验的二、三级医院皮肤科主任，一起针对患者日常关注的过敏与过敏性皮肤疾病的相关问题，通过问答形式，以极小的篇幅试图简单明了地予以解释和说明。为了更好地解答相关问题，每一问答均配图一幅，图片均来自主编的临床实践，有的图片十分难得。本书的编写得到了各位主任的大力支持，大家均在百忙之中按时完成了相关内容的撰写，这是本书得以及时出版的保证，在此一并表示感谢。

由于过敏与过敏性皮肤疾病本身尚有许多有待厘清的理论与临床问题，再加上我们对这类疾病认识的局限性，书写时间也较为仓促，书中内容可能会存在不足之处，敬请读者和同道批评指正！

2021 年 6 月

PERSONAL INTRODUCTION
作者简介

主 编

徐顺明

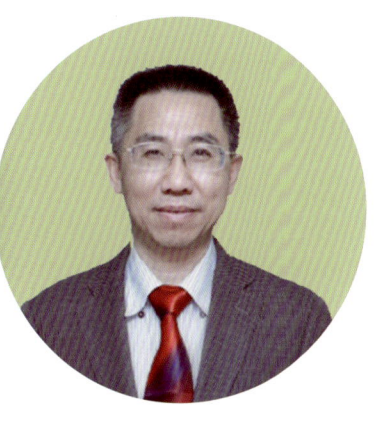

主任医师，现任上海市浦东新区人民医院皮肤性病科主任，门诊教研室主任、硕士生导师

兼任世界华人医师协会皮肤性病学分会委员，中国老年医学学会皮肤医学分会委员，中国康复医学会皮肤性病学分会老年康复组委员，上海市医学会、上海市医师协会、上海市中西医结合学会、上海市中医药学会、上海市药理学会等皮肤性病学分会委员，上海市中医药学会美容分会副主任委员，上海市性病治疗质控中心和上海市皮肤病理质控组专家，上海市浦东新区皮肤性病学专科委员会主任委员、浦东新区性病治疗质控组组长等。擅长慢性荨麻疹、手部湿疹、结缔组织病、性病、脱发等的治疗。

【专家门诊】周二、周五上午
【特需门诊】周三上午

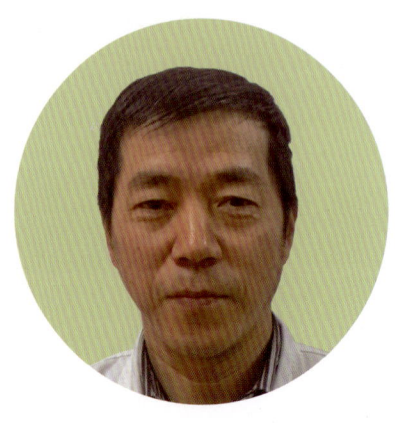

蔡茂庆

主任医师，现任上海中医药大学附属上海市中西医结合医院皮肤科主任

兼任中华中医药学会皮肤科分会常委，中国康复医学会皮肤病康复专业委员会委员，上海市中医药学会皮肤科分会副主委，上海市中西医结合学会皮肤性病专业委员会常委兼秘书，上海市医师学会皮肤与性病学医师分会委员，《中国中西医结合皮肤性病学杂志》和《中国真菌学杂志》编委等。从事皮肤科临床医疗工作近40年。擅长运用中西医结合方法诊治皮肤病，擅长皮肤外科。

【专家门诊】周二全天、周五上午
【特需门诊】周一、周四上午

编 委

高春芳

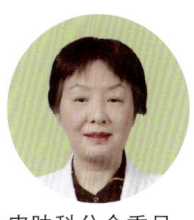

医学博士,主任医师,毕业于第二军医大学,现任上海中医药大学附属普陀医院皮肤科主任

兼任中华中医药学会皮肤科分会委员,上海市中医药学会皮肤科分会副主任委员,上海市医学会、上海市医师协会、上海市中西医结合学会皮肤科分会等委员,上海市女医师协会皮肤科分会常委等。发表论文30余篇,参编专著6部,获国家和省部级奖项2项,擅长银屑病、过敏性疾病、痤疮及疑难性皮肤病的诊断和中西医结合治疗。

【专家门诊】周二、周四上午

郭敏骅

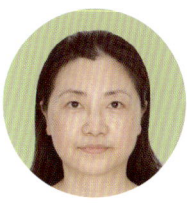

副主任医师,现任上海中医药大学附属上海市中西医结合医院皮肤科副主任（主持工作）

兼任上海市中西医结合学会皮肤性病专业委员会委员,上海市中医药学会皮肤科分会委员。从事皮肤病性病临床工作近30年,积累了丰富的临床经验。擅长采用中西医结合的方法治疗湿疹、痤疮、银屑病、荨麻疹以及医学美容激光治疗色素性疾病。

【专家门诊】周五下午

贺雪文

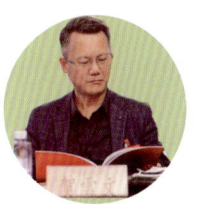

副主任医师,毕业于上海第二医科大学,连续四届杨浦区政协委员,现任上海理工大学附属市东医院皮肤科主任

兼任上海市中西医结合学会皮肤科分会委员,上海市中医药学会皮肤科分会委员。从事皮肤病专业30多年,先后在仁济、瑞金和新华医院学习和进修,专攻皮肤病理、皮肤性病和中西医结合。擅长掌跖脓疱病、带状疱疹后遗神经痛和尖锐湿疣的诊治。获国家级实用新型专利1项,先后发表论文30余篇。

【专家门诊】周二上午

侯 强

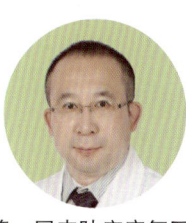

副主任医师,现任上海市徐汇区大华医院皮肤科主任

兼任中国康复医学会第一届皮肤病康复医学委员会青年委员,上海市中西医结合学会皮肤性病专业委员会委员,上海市中医药学会皮肤科分会委员,上海市药理学会皮肤药理学专业委员会委员。获得国家实用新型发明专利二项。擅长白癜风、银屑病、真菌病以及皮肤激光治疗。

【专家门诊】周四下午

姜培红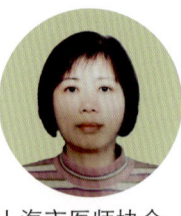

留日医学博士，主任医师，毕业于上海第二医科大学，现任上海市杨浦区中心医院皮肤科主任

兼任上海市医学会、上海市医师协会、上海市中西医结合学会和上海市中医药学会等皮肤性病学分会委员。在新华医院等三级医院皮肤科从事临床工作30余年，有丰富的临床经验。发表论文30余篇，其中SCI收录3篇。

【专家门诊】周二下午

李兰英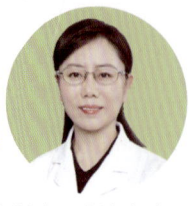

副教授，医学硕士，主任医师，现任同济大学附属上海市第四人民医院皮肤科主任

兼任上海市医学会激光学会、上海市中医药学会、上海市中西医结合学会、中国康复医学会、上海市女医师协会皮肤美容分会等皮肤分会委员，虹口区医学会皮肤专业主任委员。从事皮肤性病专业临床、教学、科研30年，曾主持和参与多项市区级科研课题，曾获省部级科技进步二等奖，发表论文30余篇。

【专家门诊】周一、周四上午

汪五清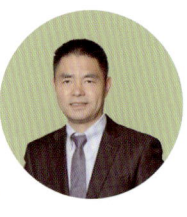

医学博士，复旦大学硕士生导师，闵行区领军人才，主任医师，现任复旦大学附属闵行医院皮肤科主任、医学美容科主任

兼任上海市中医药学会皮肤科分会副主任委员，中华中医药学会皮肤科分会委员，中国整形美容学会中医皮肤分会委员，上海市医学会皮肤科分会委员，上海市医师协会皮肤科分会委员，上海市中西医结合学会皮肤科分会委员，上海市皮肤药理学分会委员，上海市皮肤康复学会委员，上海市免疫学会皮肤科分会委员，闵行区医学会皮肤病学组组长，闵行区皮肤性病质控与激光质控组长等。从事皮肤病的临床与教学20余年，擅长银屑病、痤疮、湿疹、荨麻疹等的中西医结合治疗及性病、激光美容的相关治疗。先后主持上海市科委课题2项和市卫健委课题3项。发表论文30余篇，其中SCI收录4篇；主编专业著作1部、参编4部。

【专家门诊】周一上午

王国江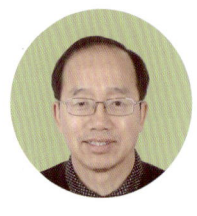

教授，主任医师，现任上海市浦东新区周浦医院（健康医学院附属周浦医院）皮肤科主任

兼任中国康复医学会皮肤病分会特应性皮炎学组委员，上海市医学会皮肤分会委员，上海医师协会皮肤分会委员，上海区域名医提名奖。以第一作者及通信作者发表论文40余篇，获专利7项（其中发明专利2项、实用新型专利5项），专利成果转化产品2项，先后担任各级科研课题6项。擅长免疫相关性皮肤病诊疗。

【专家门诊】周一、周三上午

徐 楠

同济大学副教授,副主任医师,博士生导师,第二军医大学医学博士,上海交通大学博士后,美国哈佛大学医学院高级访问学者,现任上海市东方医院皮肤科(陆家嘴院区)负责人

兼任世界华人皮肤病专业委员会常委,中国中西医结合学会皮肤性病专业委员会青年委员,上海市医学会皮肤性病学分会委员,上海市医学会医学美学与美容专科分会委员兼秘书,上海市女医师协会美容美学专业委员会常委,上海市中医药学会皮肤科分会委员以及浦东新区皮肤性病学会副主任委员等职务。从事皮肤科医教研工作10余年,熟悉常见皮肤病的诊治,尤其擅长真菌感染性皮肤病、痤疮、脱发、特应性皮炎、各种原因引起的面部皮炎及过敏性皮肤病等的诊治,擅用外科手术及激光等方法解决临床问题,对皮肤激光和皮肤美容有较丰富的经验。主持、参与国家自然科学基金等各级课题多项,发表论文30余篇。

【专家门诊】周一、周四上午

左付国

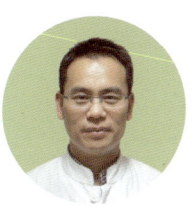

医学博士,副主任医师,毕业于复旦大学,现任上海市东方医院南院区皮肤科负责人

兼任中国康复医学会及上海市中西医结合学会皮肤病专业委员会委员等。从事皮肤病与性病专业20余年,临床经验丰富,较擅长诊治各种疑难性、严重性皮肤病及皮肤外科操作。发表论文25篇,其中SCI论文8篇。

【专家门诊】周一、周三上午

目 录

1. 好好的皮肤怎么会过敏呢？ 1
2. 我这个皮疹是过敏引起的吗？ 4
3. 食物过敏是怎么回事？ 6
4. 空气会导致过敏吗？ 8
5. 皮肤屏障和皮肤过敏有关系吗？ 10
6. 敏感性皮肤和皮肤过敏反应是一回事吗？ 12
7. 过敏性皮肤如何选用润肤类产品？ 14
8. 过敏性皮肤病者可以用面膜吗？ 16
9. 红肿皮肤为什么要冷敷？ 18
10. 养宠物对过敏的皮肤有影响吗？ 20

1~10 问由侯强撰写

11. 皮肤过敏为什么会痒？ 22
12. 用化妆品后为什么皮肤会发红发痒？ 24
13. 哪些物品会引起接触性皮炎？ 26
14. 染发后头皮怎么会流黄水？ 28
15. 春秋季节为什么皮肤容易过敏？ 30
16. 如何判断接触性皮炎？ 32
17. 什么是斑贴试验？ 34
18. 斑贴试验注意事项有哪些？ 36
19. 斑贴试验结果怎么判读？ 38
20. 光斑贴试验与斑贴试验有何不同？ 40

11~20 问由李兰英撰写

21. 湿疹长什么样子？ 42
22. 湿疹与皮炎一样吗？ 44
23. 湿疹怎么如此烦人？ 46
24. 奶奶的双手干裂是过敏造成的吗？ 48
25. 乳房湿疹会发生癌变吗？ 50
26. 湿疹患者为什么不能接触单纯疱疹患者？ 52
27. 手掌上怎么长起了小水疱？ 54
28. 耳周湿疹怎么总是治不好？ 56
29. 淌水的湿疹怎么治不好？ 58
30. 肛周湿疹该怎么防范？ 60

21~30 问由贺雪文撰写

31. 皮肤过敏会很严重吗？ 62
32. 什么是严重的过敏？ 64
33. 什么是特应性皮炎？ 66
34. 他这个皮肤病是特应性皮炎吗？ 68
35. 特应性皮炎是怎样发生的？ 70
36. 老年人也会患特应性皮炎吗？ 72
37. 特应性皮炎能治好吗？ 74

38. 治疗特应性皮炎为什么要用抗生素制剂？76

39. 治疗特应性皮炎为什么要用润肤霜？78

40. 治疗特应性皮炎为什么要用紫外线？80

31~40问由徐楠撰写

41. 治疗过敏性皮肤病为什么要选用抗组胺药物？82

42. 抗过敏药就是抗组胺药吗？84

43. 怎样选择抗组胺药物？86

44. 使用抗组胺药物应注意哪些问题？88

45. 治疗过敏性皮肤病为什么要选用激素类药物？90

46. 怎样选择外用激素制剂？92

47. 外用激素制剂有什么副作用？94

48. 如何合理地系统使用激素？96

49. 我的皮肤过敏了，医生为什么不肯给我输液？98

50. 治疗皮肤过敏还有什么好方法？100

41~50问由高春芳撰写

51. 什么是"风疹块"？102

52. 急性荨麻疹怎么会变成慢性了呢？104

53. 为什么荨麻疹风团消退有的很快，有的很慢？106

54. 什么是自发性荨麻疹？108

55. 什么是胆碱能性荨麻疹？110

56. 皮肤上怎么会写出字来？112

57. 饭后运动为什么会发生休克？114

58. 碰到水后怎么会发荨麻疹？116

59. 荨麻疹会发生胸闷憋气吗？118

60. 嘴巴眼睛怎么会突然肿起来？120

51~60问由左付国撰写

61. 慢性自发性荨麻疹与其他疾病有关吗？122

62. 什么是生物制剂？124

63. 生物制剂对慢性荨麻疹有效吗？126

64. 慢性荨麻疹为什么总是治不好？128

65. 治疗慢性荨麻疹的抗组胺药物怎么用比较合适？130

66. 慢性荨麻疹抗组胺药物控制不了怎么办？132

67. 慢性荨麻疹可不可以用激素治疗？134

68. 对于反复发作的过敏性皮肤病该怎么办？136

69. 严重的过敏怎么抢救？138

70. 怎么评判血清过敏原的检查结果？140

61~70问由王国江撰写

71. 药物过敏是怎样引起的？142

72. 哪些药物容易引起药物性皮炎？ 144

73. 有些药物过敏为什么总发生在皮肤的同一个地方？ 146

74. 药疹会留下色素斑吗？ 148

75. 是药物过敏还是麻疹？ 150

76. 服药后晒太阳怎么就过敏了？ 152

77. 出现脓疱的皮肤药物过敏，疱内有细菌吗？ 154

78. 药物过敏引起全身皮肤发红是怎么回事？ 156

79. 药物过敏的皮肤怎么会起大疱？ 158

80. 重症药疹怎么救治？ 160

71~80 问由张瑶、汪五清撰写

81. 药物过敏的患者有哪些注意事项？ 162

82. 丘疹性荨麻疹与荨麻疹有什么不同？ 164

83. 丘疹性荨麻疹能断根吗？ 166

84. 皮肤过敏后会不会留瘢痕？ 168

85. 婴幼儿会皮肤过敏吗？ 170

86. 小孩子怎么会长"奶癣"？ 172

87. 湿疹儿童的皮肤该怎么护理？ 174

88. 婴幼儿皮肤过敏选用药物时应注意什么？ 176

89. 皮肤过敏婴幼儿的食物选择有什么要求？ 178

90. 特应性皮炎的表现和患病年龄有关吗？ 180

81~90 问由姜培红撰写

91. 皮肤痒，医生为什么不让搔抓？ 182

92. 过敏性皮肤病热水越烫越舒服吗？ 184

93. 容易过敏的皮肤该怎样护理？ 186

94. 过敏性皮肤病患者要忌口吗？ 188

95. 湿疹是湿气太重导致的吗？ 190

96. 中医治疗特应性皮炎如何辨证？ 192

97. 中医怎样治疗慢性荨麻疹？ 194

98. 什么是中医所说的"药毒"？ 196

99. "风邪"与皮肤过敏有什么关系？ 198

100. 过敏性皮肤病中医外治法有什么特点？ 200

91~100 问由郭敏骅撰写

1. 好好的皮肤怎么会过敏呢？

要知道皮肤为什么过敏，我们首先应该了解两个方面的内容。

1）皮肤过敏是怎样发生的？

大多数人认为，过敏就是人体对某一种物质的过度敏感，其实这个观点并不准确。皮肤的过敏反应医学上又称变态反应，是指人体接触到某种过敏原后，使身体对这种过敏原形成致敏状态，也就是对这种过敏原敏感了。当机体再次接触这种过敏原时，身体就会产生强烈的反应，从而引起多种病症。

变态反应一般分为四型：

（1）Ⅰ型变态反应，又称速发型反应，是临床最常见的一种类型，由IgE介导。此类反应是由于抗原与IgE抗体相互作用引起的。可引起局部平滑肌痉挛、血管通透性增高、微血管扩张充血、血浆外渗、水肿等组织学变化。常见的皮肤病有荨麻疹、血管性水肿等。

（2）Ⅱ型变态反应，又称细胞毒型反应，是机体产生对细胞本身成分或固着于细胞抗原的抗体，当与相应抗原发生抗原抗体反应时，由于补体参与而发生细胞溶解或组织损伤。属于Ⅱ型变态反应的有药物性溶血性贫血等。

（3）Ⅲ型变态反应，又称免疫复合物型反应，免疫复合物是指对某种抗原产生的抗体与该抗原形成抗原-抗体复合物，该复合物较容易沉着于血管壁基底膜及其周围，发生以小血管壁为中心的变化，由此发生器官及组织的损伤。属于Ⅲ型变态反应的皮肤病有变应性血管炎、血清病样综合征等。

（4）Ⅳ型变态反应，又称迟发型反应，此类反应是由于机体受抗原刺激后，T淋巴细胞转化为相应的致敏淋巴细胞，当这种细胞再次遇到相应的抗原时，常在1～2日后释放一系列淋巴因子，引起组织损伤或直接对靶细胞的破坏。属于Ⅳ型变态反应的皮肤病有接触性皮炎、湿疹等。

有些皮肤病的过敏机制较为复杂，不能用单属于某一型变态反应来解释，如特应性皮炎属Ⅰ型和Ⅳ型，而药疹的发生可以包括各型变态反应。

2）导致过敏的原因是什么？

导致过敏的原因，一般称为致敏因素。致敏因素大致可分为外因和内因两种：

（1）外因：生活、工作和环境中的某些物质进入人体后能够导致部分人的免疫系统发生异常反应，这些物质称为变应原（亦称过敏原），是造成过敏的"罪魁祸首"。常见的变应原有食物（如小麦、花生、大豆、坚果类、牛奶、鸡蛋、鱼和甲壳类动物等，由食品过敏引发的过敏疾病已占过敏总数的90%左右）、吸入物（花粉、屋尘、螨等）、微生物（霉菌、细菌等），以及昆虫毒素、药物（如青霉素、磺胺等）、异种血清等。上述物质可以通过食入、吸入、接触及注射等途径进入体内。大分子物质直接作为完全抗原，而小分子物质作为半抗原可以与体内的某些物质结合，形成完全抗原。变应原第一次进入体内或接触皮肤后可造成机体的致敏状态，当这些物质再次进入体内或接触皮肤时便发生过敏反应，激发患者免疫系统的异常活动，最终造成一系列过敏性伤害。

（2）内因：对于容易致敏的变应原来说，不是所有的人都会发生过敏，在同样的情况下有的人过敏而有的人并不过敏。这个事实告诉我们，过敏的发生需要内因的参与。其内因就是一些人的"过敏体质"。过敏体质是指某类人群的免疫系统异于常人，故容易做出"不辨敌友、无端攻击"的举动来，从而导致过敏的发生。过敏性疾病的患者多具有遗传性，如果双亲都有过敏性疾病，其子代有75%的人有发生过敏性疾病的可能，其中50%在出生后5年发病。随着年龄的增长，过敏的发生会逐渐减少。

近年来,随着工业化、城镇化、全球化进程的不断加快,人们的生活节奏和方式不断改变,生活和工作压力不断加剧,致使许多原来不过敏的人可能逐渐演变成具有过敏体质的人,使潜在过敏人群不断扩大;同时,随着科技、医疗水平的提高,许多原来未认识到的过敏现象也被揭示出来,这就是当前过敏的发生和发现越来越多的缘故。

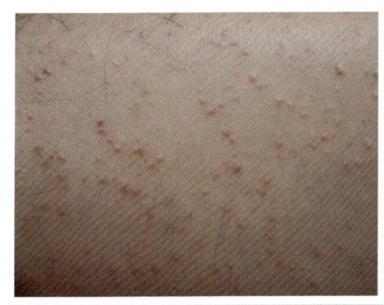

皮肤过敏的小丘疹

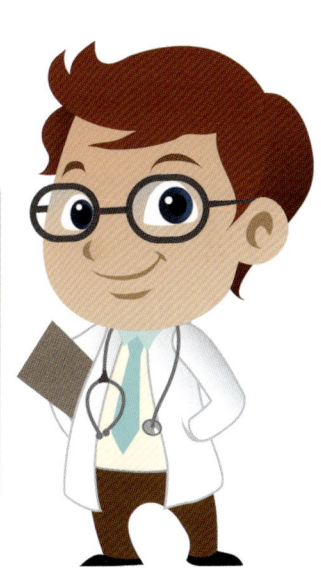

2. 我这个皮疹是过敏引起的吗？

王先生最近半个月身上起了皮疹，还有些瘙痒。他不放心，到医院挂了皮肤科的号，医生经过一番耐心的问话和仔细的观察后，为其诊断为"玫瑰糠疹"。王先生询问医生："我这个皮疹是过敏引起的吗？"医生回答说不是。皮疹可以有多种因素所致，包括遗传性因素如常见的鱼鳞病、毛发角化病等，感染因素也是常见的致病因素，比如脚气、水痘等。另外，食物、环境甚至某些疾病也会引起皮疹的发生。但在多种发病因素中，皮疹的发生与过敏关系最为密切，患有过敏性疾病的患者约占总数的1/3，15%～20%的人在一生中至少有过一次荨麻疹发作史。

那么什么是过敏呢？

其实，过敏是一种特殊的病理性免疫反应。它表现为，当人体通过吸入、食入、注射或接触等各种途径接受某种过敏原后，可出现某一组织或器官甚至全身性的强烈反应，引起皮疹、功能障碍或组织损伤。这种对过敏原的特殊反应只出现在少数人身上，对于大多数人来说并不会发生。例如：牛奶对于绝大多数人来说是一种无害的食物，但是少数牛奶过敏的人则在进食极少量的牛奶之后，即可以引起全身皮肤瘙痒、皮疹、恶心、呕吐、腹痛、腹泻，甚至引起休克等过敏反应。

过敏性疾病可以发生在任何年龄阶段，不同的年龄段可以表现出不同的症状。在婴幼儿阶段经常表现为特应性皮炎、食物过敏；3岁以后的儿童对食物过敏逐渐减少，但是容易出现过敏性鼻炎和过敏性哮喘等呼吸系统的过敏性疾病；药物过敏常见于成年人或老年人。

过敏性皮肤疾病自觉症状以瘙

痒为主，但表现不尽一致。瘙痒的程度可轻可重；发作的时间可呈阵发性、间断性或持续性；发病的部位可局限性、泛发性或全身性。

观察疾病的皮疹对于过敏性皮肤病的诊断很有价值。大部分皮肤病都有某些特异性的皮疹。皮肤科医生似乎具有千里眼，看一眼皮疹就能判断出是什么皮肤疾病。在医生眼里，皮肤损害有原发损害和继发损害之分，这两类损害还分有多种具体的表现。医生将这些皮肤损害和发生的部位、形状、范围、排列方式等结合起来，再通过病史的询问，就可以基本判断是不是过敏性皮肤疾病，并能明确地诊断是那种疾病了。如经常有人在吃海鲜后全身出现红色局部隆起性皮疹，皮疹消退快，消退后也不留痕迹，可反复发作，俗称风疹块，医学上称为风团。据此就可以诊断为荨麻疹。由此可见皮疹的识别对于皮肤病的诊断至关重要。

一旦确定为皮肤过敏后，应注意寻找过敏原。一般而言，祛除过敏原后，疾病可以不再复发；同时应根据过敏的轻重和皮肤的特点，采取不同的治疗手段。

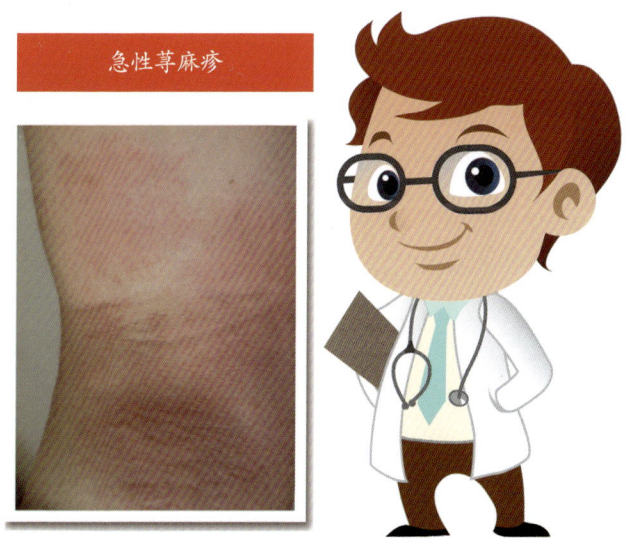

急性荨麻疹

3. 食物过敏是怎么回事？

喜欢吃又遇上过敏，该怎么办？这或许是许多"吃货"的烦恼。

临床上，"吃出来"的皮肤过敏不在少数。患者在患了过敏症状之后在食品选择上显得小心翼翼，生怕一不小心吃错了导致病情反复或加重。面对美食而心忧过敏的矛盾心情，真的太痛苦啦。

食物过敏是因"食"而异的，也就是说即使有食物过敏的人，也是特定地对某一种或几种食物过敏。因此，不需要盲目忌口。食物过敏的确认，需要专科医生进行过敏原检查，并结合病史和临床表现进行专业评判。

出现皮肤过敏症状时，如果明确是食物过敏引起的，那就务必要避免食用这类食品。在日常生活中，鸡蛋、牛奶、坚果、花生等都是食源性过敏中常见的过敏原。

那些似乎一吃就加重病情的食物并不一定是真正的过敏原，对这些食物食用与否，应该有一个科学的认识。

（1）海鲜类食物。海鲜类食物是导致皮肤过敏的最常见的过敏原之一，主要包含鱼类、虾类、贝类、蟹类等食品。很多患者一旦有了过敏症状，甚至是有了普通的皮肤病，都不敢吃海鲜，认为"都是海鲜惹的祸"。实际情况真是这样吗？答案是否定的。实际上很多皮肤病都是不需要忌食海鲜的。比如常见的慢性荨麻疹，绝大部分都和食物过敏没有关系。

那么为什么有时候吃了不新鲜的海鲜会发疹，有时候海鲜吃多了也会发疹呢？其实，这些情况是由于不新鲜的海鲜里含有一定量的组胺，组胺被人体摄入一定量后，就可能会出现由组胺引发的一系列问题，具体表现为皮肤发疹，并伴有瘙痒等症状,严重者甚至会有呼吸困难等不适。

因此,海鲜不是不能吃,而是要根据各人自身情况适当吃。

(2)辛辣刺激类食物。皮肤过敏了之后,医生会叮嘱吃的清淡一点,这并不是说辛辣刺激性食物会过敏,而是会使血管扩张,从而引起过敏症状的加重。

从中医角度来说,辛辣食物有祛风、发汗、除湿的作用。用现代医学的说法来解释,即辣椒等能促进血液循环。所以我们冬天如果吃一顿热辣辣的餐食,会觉得身上也暖起来了。但是对于皮肤过敏的人群来说,辛辣食物会使得局部皮肤血供增加,血流加快,皮肤红疹、瘙痒就会加重,使得皮肤的过敏症状愈发严重。

所以在急性发疹期,要尽量避免进食辛辣食品,以免"火上浇油"。而病情缓解的情况下,适量食用问题不大。

(3)生冷油腻类食物。有时候医生要求避免生冷油腻食物,这也不是说这些食物是过敏性食物,而是这类食物会刺激喉咙和胃肠道,造成血管和肌肉的紧张和收缩,从而加重不适症状。

怀疑食物过敏的人,应尽量准确判别,并避免食入;但在日常生活中也切不可盲目忌口。其实,食物过敏并不可怕,可怕的是没有科学的饮食方法。

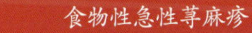

食物性急性荨麻疹

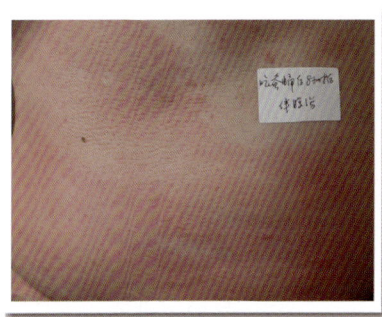

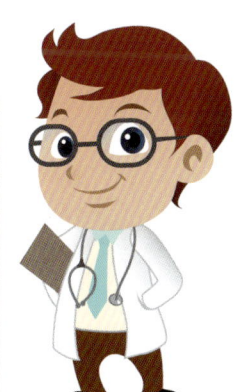

4. 空气会导致过敏吗？

确实，空气也会导致过敏。那么，什么是空气过敏呢？空气过敏可以大体上分为两类：一是空气本身温度湿度的改变引起机体的过敏反应；二是空气中夹杂的某些成分引起的过敏，如存在于空气中的肉眼看不见的尘螨、霉菌和细小的花粉等物质引起的过敏反应。

也许有人会问：空气本身是怎样引起过敏的？

外界环境或是天气的变化会引发人的过敏反应，从而引发多种症状。其中最常见的就是所谓"冷空气过敏"，如在秋冬季节气候异常寒冷干燥。此时很多人会出现连连打喷嚏、流清涕、鼻黏膜发痒、皮肤干燥瘙痒、面部发红、气喘不止等症状，长期下去不仅影响正常生活，严重者甚至休克，这种现象其实就是冷空气过敏。

人们应对冷空气过敏的"习惯"性措施是会采用激素类和抗炎类药物治疗。其实，过敏的预防远比治疗更有利，在日常生活中要认真地做好预防工作。

为了预防冷空气过敏，我们不妨注意以下四点：①注意保暖，适当添衣，避免感冒。②规律作息，平时少熬夜，不给微生物可乘之机。③合理膳食，平时多吃些蔬菜、水果，尽量少食辛、辣、炸、炒食物。④勤加锻炼，提高身体素质，抵御疾病的侵扰。

还有人会问：空气中有什么成分能引起过敏呢？

春光明媚，花朵绽放，这是一年中最好的季节。然而这个季节在路上行走或去公园赏花时，我们不时会看到空中飘来阵阵黄褐色或者白色的"飞雪"。这些"飞雪"多半是梧桐、柳树、杨树等飘落的毛絮，吹在人的脸上痒痒的，一不小心就会迷了眼睛。如果吸进鼻腔里，那可难受得很。别看这些飞絮又小又轻，飘起来还有点美美的，其实它可是春季一大类重要的过敏原。

无论是柳絮、梧桐絮、杨絮，还是各种花粉，都是典型的过敏原。过敏人群一旦接触了这些过敏原，就容易引发过敏性鼻炎和结膜炎、过敏性哮喘、接触性皮炎、荨麻疹等多种过敏性疾病。

那么如何安然度过"过敏季"呢？

（1）避免接触过敏原：没有接触就没有伤害，对飞絮花粉过敏的人群春季时尽量少在室外待着，尤其要远离花花草草多的区域，减少与毛絮接触的机会。如果喜欢户外活动，可以选择飞絮相对较少的时间段，如清晨、傍晚或者是雨后。

（2）做好外出防护措施：减少外出不代表不外出，我们在疫情期间养成的好习惯——佩戴口罩，就是一个很好的隔离过敏原的方法。不仅能防止飞絮的吸入，还可以隔绝花粉、灰尘和病菌等，可谓一举多得。

（3）居家生活保持清洁：平时居家开窗通风时，可适当缩短时间，尤其不要打开纱窗。外出回家后，最好更换外穿衣服，清理干净，防止飞絮进入室内。

除此之外，回家要记得用清水及时洗脸，也可以每日用生理盐水清洗鼻腔、漱口，将附着在黏膜上的过敏原冲洗干净，减轻过敏反应。

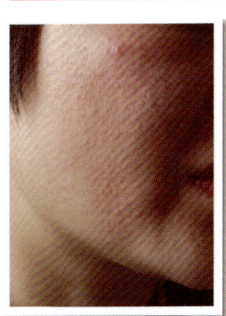

面部过敏性接触性皮炎

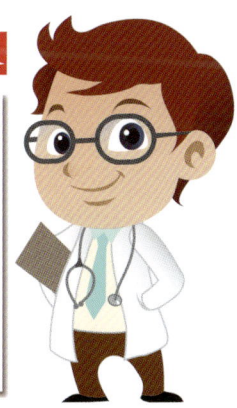

5. 皮肤屏障和皮肤过敏有关系吗？

2020年新冠肺炎疫情突如其来，打乱了许多人的生活工作节奏，最明显的改变就是"宅家"的时间多了。许多爱美的朋友，难得有这么多在家时间，一定要好好美美啦。于是就有人，连续半个月每天敷一张以上面膜；更有甚者，一周敷了二十几张面膜。以为可以突击成"宛若天仙"，结果皮肤干燥、蜕皮、瘙痒还感觉越来越缺水……

为什么会这样呢？

人体皮肤的表面有一层保护层，我们称之为皮肤屏障。这个屏障由表面的脂质膜和里面的角质形成细胞、脂质等组成。角质层细胞和细胞之间通过"脂质"和"天然保湿因子"等组成"砖墙结构"。"砖墙结构"表面附有皮脂膜，由此共同形成了一道人体天然保护屏障。正常情况下，这个屏障需要适当地保湿，以维护它的正常功能。但是，如果过度地敷面膜，无异于将这种保护层长时间地"泡"在水里，反而会破坏它的结构稳定性，使屏障功能受损，导致皮肤干燥、脱屑，甚至发疹。

那么，日常生活中有哪些因素会造成皮肤屏障损伤呢？

（1）过度清洁。很多人都觉得自己脸部油腻，所以过度地洗脸清洁，甚至觉得养成了脸部不能有一点点油腻感的护肤习惯。过度清洁很容易让角质层变薄，使皮肤屏障变得不完整，削弱其保护作用。当这面"砖墙"出现裂缝时，外界的各种过敏原就有机可乘了。

（2）护肤过度。频繁地敷面膜就是一种护肤过度。护肤过度会让角质层吸水过度，细胞间质和皮脂膜成分流失，损伤皮肤屏障，使皮肤抵抗力减弱，从而影响皮肤屏障正常的生理功能，使皮肤调节代谢、吸收等正常的生理功能都无法正常进行,导致皮肤发生相应病变,皮肤过敏也极易发生。

(3) 不防晒或防晒不到位。当皮肤接受紫外线过度暴晒后,会损伤表皮细胞,由此带来两大问题:一是活化酪氨酸酶,加速色素合成;二是破坏皮肤的保湿功能,使皮肤变得干燥。做好防晒就是保护皮肤屏障,减少皮肤过敏反应的发生。

(4) 使用劣质化妆品或含有激素的护肤品。劣质化妆品中含有很多的香精、矿物质、色素、重金属等有毒物质,使用这些化妆品或护肤品对皮肤有很大的刺激和损害,会破坏皮肤屏障的功能,极易导致皮肤过敏。

因此,皮肤屏障功能的损伤,会使致敏原乘虚而入。保持面部和暴露部分皮肤健康,可以减少皮肤过敏的发生。平时应注意保护好皮肤屏障,避免人为损害。出现问题时,涂抹一些具有屏障修护作用的功能性护肤品,可以帮助皮肤屏障尽早修复,远离过敏性皮肤疾病。

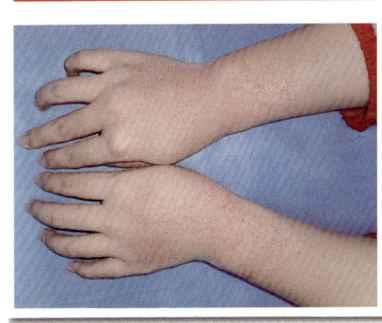

手部过敏性接触性皮炎

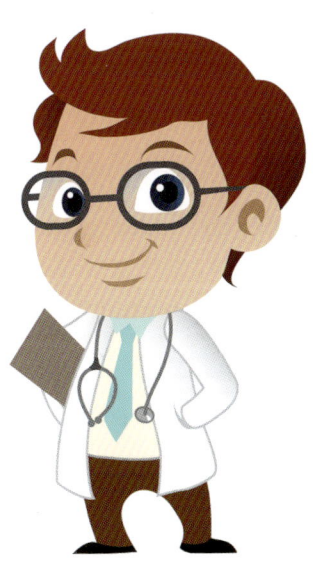

6. 敏感性皮肤和皮肤过敏反应是一回事吗？

敏感性皮肤和皮肤过敏是两个不同的概念。为了说清楚这个问题，我们先给大家介绍一个真实的案例。

小仙女妹妹曾经用了网上买的美白面膜后脸上开始瘙痒，过了几天整张脸又红又肿，好难受。想不到平时皮肤一直很好的小仙女妹妹，第一次使用这种面膜就出现问题了。非但如此，在皮疹治好后，小仙女妹妹发现，即使不用任何化妆品和护肤品，面部皮肤也会出现令人不适的紧绷感，有的时候也会有少许红斑或者轻微的瘙痒。

实际上，小仙女妹妹开始的面部红肿为皮肤过敏反应，在治好后的症状则是由敏感性皮肤引起的。

那么何为敏感性皮肤和皮肤过敏呢？

敏感性皮肤特指皮肤在生理或病理条件下发生的一种高反应状态，主要发生于面部，表现为受到物理、化学、精神等因素刺激时，皮肤易出现灼热、刺痛、瘙痒及紧绷感等主观症状，伴或不伴红斑、鳞屑、毛细血管扩张等客观体征。

皮肤过敏是一种过敏反应，由过敏原进入机体后，促使机体产生相应的抗体，引发过敏反应，或引起异常的细胞免疫反应，表现为皮肤红斑、丘疹、风团等临床客观体征，常伴瘙痒。

1）敏感性皮肤的原因

敏感性皮肤的原因较为复杂，常见原因可归纳为以下3个方面：

（1）个体因素　主要包括遗传、年龄、性别、激素水平和精神因素等。年轻人发病率高于老年人，女性高于男性。

（2）外在因素　①物理因素：如季节交替、温度变化、日晒等；②化学因素：如化妆品、清洁用品、消毒产品、空气污染物等；③医源因素：如外用刺激性药物，局部长期大量外用糖皮质激素，某些激光治疗术后等。

（3）其他　敏感性皮肤也可继发于某些皮肤病，如特应性皮炎、玫瑰痤疮、痤疮、接触性皮炎等。

2）敏感性皮肤的应对

不同于皮肤过敏反应，敏感性皮肤治疗上的总体原则是强化健康教育、促进皮肤屏障修复、降低神经血管高反应性和控制炎症反应等，以提高皮肤的耐受性为目的。

（1）健康教育　敏感性皮肤极易反复发作，心理疏导和健康教育十分重要。应尽可能避免各种触发因素，如：日晒、进食辛辣食物、饮酒、情绪波动等，避免滥用化妆品；定期治疗与随访，树立信心，使皮肤能维持在一个良好的状态。

（2）合理护肤　修复受损的皮肤屏障是治疗敏感性皮肤的重要措施。宜选用经过试验和临床验证、安全性好、并适应季节变化的医学护肤品。禁用祛角质产品，宜用温水洁面，每日洁面次数不宜过多。

（3）物理治疗　可以选择冷喷、冷膜及冷超，通过收缩扩张的毛细血管，达到减轻炎症的目的；也可以选用红光和黄光，对于敏感性皮肤的各种症状起到缓解和治疗作用。强脉冲光可通过热凝固作用封闭扩张的毛细血管和对表皮细胞的光调作用促进皮肤屏障功能修复，缓解皮肤敏感症状。射频可刺激真皮Ⅰ、Ⅲ型胶原增生，提高皮肤的耐受性。

（4）药物治疗　症状严重者可酌情配合药物治疗，灼热、刺痛、瘙痒及紧绷感显著者可选择抗组胺类和降低血管通透性的药物治疗。

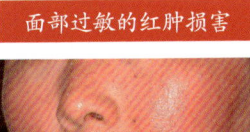

面部过敏的红肿损害

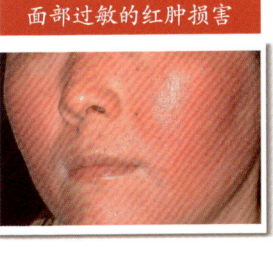

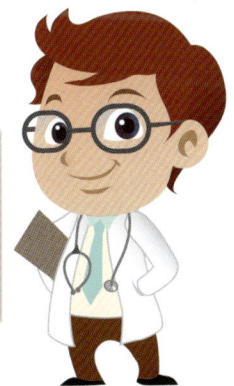

7. 过敏性皮肤如何选用润肤类产品？

在日常生活中，我们可能经常会听到"乳糖不耐受"这个词，简单地说，"乳糖不耐受"就是消化不了乳糖，最常见的表现就是喝了牛奶会腹泻。

其实，除了乳糖不耐受，我们的身体还会出现其他的"不耐受"，比如"化妆品不耐受"。

有的女孩为了美白会选用添加烟酰胺成分的产品，烟酰胺的确是护肤界的"万金油"，美白、保湿、抗衰、修复效果都不错。

但是有的小姐姐抱怨用了含有烟酰胺的产品后，肌肤开始发红、刺痛，并有热辣辣的感觉。其实这是因为小姐姐的肌肤屏障功能受损，出现了对烟酰胺成分"不耐受"的情况。

什么是化妆品不耐受？顾名思义，就是指不能再耐受任何化妆品。这种情况下，使用化妆品会出现不适：包括主观症状，比如瘙痒、刺痛、灼热感等；有时也会有一些客观表现，如红斑、丘疹、脱屑等。同时，皮肤往往也不能耐受许多其他外用制剂。

那么，什么样的皮肤易对化妆品不耐受呢？屏障受损严重的皮肤，耐受性肯定比较差，往往使用任何化妆品都会出现刺激不适。同样，皮肤过敏后，对某些化妆品成分会产生过敏反应，由此对许多化妆品也存在不耐受状况。当然，患有皮炎类疾病的皮肤，炎症状态下皮肤屏障受损，对化妆品也不耐受。

然而，皮肤过敏是特定性的致敏反应，而化妆品不耐受是一种高反应性的皮肤状态。很多情况下，皮肤的耐受性是可以重建恢复的。出现化妆品不耐受时，应帮助皮肤慢慢"学会"适应，提升皮肤的耐受度。

对于过敏性皮肤，在选择润肤类产品时，首先要判明所含产品的成分是否具有已知的致敏原。同时要注意避免接触具有不耐受成分的产品，以免在过敏的基础上加重原有皮损。

因此，选用润肤类化妆品时，成分宜简单，忌复杂。含有皮肤屏障修复功能的保湿产品更适合过敏性皮肤。不要选择功效性比较强、有活性成分的产品，比如有美白、抗痘、去角质等功效的产品，以防进一步刺激到过敏的皮肤。更换化妆品时注意从小剂量开始试用，刚开始先涂抹少量，待确定没有不良反应后，再逐渐加量。另外，不同的季节，选择润肤类产品时还要注意产品的剂型，要结合自己的皮肤类型进行选择。一句话，对于过敏性皮肤，适合自己的润肤类产品才是好产品。

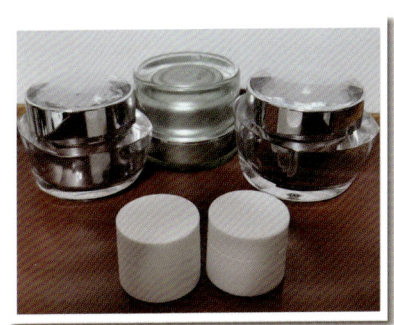

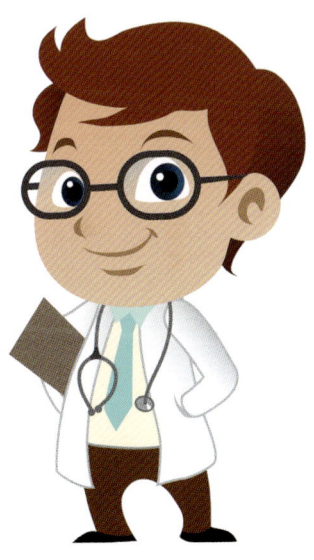

8. 过敏性皮肤病者可以用面膜吗？

敷面膜相信大家都不陌生，大致上每个注重皮肤护理的人，都会选择敷面膜的方式来帮助自己快速有效地缓解皮肤干燥、暗黄、无光泽感之类的问题。那么皮肤过敏者可以敷面膜吗？

说到面膜，不得不提举世闻名的埃及艳后。她常常在脸上涂抹鸡蛋清后就寝，蛋清干了便形成紧绷在脸上的一层膜，早上起来用清水洗掉，脸上的肌肤就会柔滑、娇嫩。我国唐代的杨贵妃，据说也是用珍珠、白玉、人参研磨成细粉，和上等藕粉混合，调和成膏状敷于脸上，静待片刻，然后洗去。说是能去斑增白，去除皱纹，光泽皮肤。如此上乘讲究的自制面膜令她"回眸一笑百媚生"。

其实在众多美容化妆品中，面膜应该是最早出现的一种了。面膜的雏形最早可以追溯到古希腊和古罗马时期，人们在泥浆中浸浴，并把泥浆涂在脸上。泥浆中丰富的矿物质能消炎、杀菌、去油脂，并且可以养护肌肤。这些古老方法其实也一直影响着现在的女性，并得到了不断的发展。

面膜是美容保养品的一种载体，敷贴在脸上15～30分钟，当保养品的养分被皮肤缓缓吸收后，随即将膜卸下。面膜最基本也是最重要的目的，是弥补卸妆与洗脸仍然不足的清洁工作，在此基础上实现其他的保养功能，例如补水保湿、美白、延缓衰老等。

现在市面上流行的面膜从功效上来分，最普通的是清洁面膜，这也是最常见的一种面膜，可以清除毛孔内的脏物和多余的油脂，并去除老化角质，使肌肤清爽、干净。也有补水保湿面膜，它可以将水分锁在膜内，软化角质层，并帮助肌肤吸收营养，适合各类肌肤。

此外，还有舒缓面膜、紧肤面膜、再生面膜和美白面膜等，各自具有不同的功能。

皮肤过敏者可以用面膜吗？当面部出现了皮肤过敏的症状时，作为皮肤科医生，我们一般不建议使用任何化妆品，包括面膜和功能性的护肤品。各种功能性的护肤品种类繁多，所含的成分容易导致原有的过敏症状加重。面膜是一种比较常见的护肤品，皮肤过敏时如果使用面膜，人体皮肤的吸收能力就会下降，对人体皮肤也会有一定的损伤。

如果过敏性皮肤干燥严重，也是可以考虑敷具有保湿和促进皮肤修复作用的面膜；皮损红肿明显时，可以选择冷面膜，此时面膜的选择非常重要，应该选择无刺激成分的面膜，使用前一定要确保不含致敏成分，以免进一步加重致敏状态。

遇到过敏性皮肤时，建议漂亮的小姐姐们还是先把过敏症状控制住，然后再"美美美"吧！

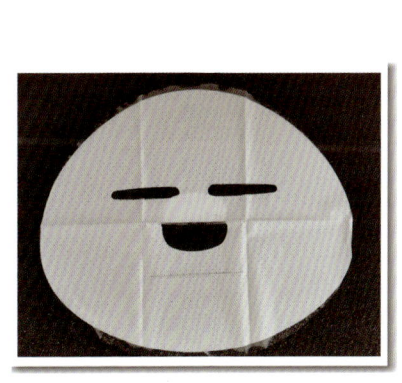
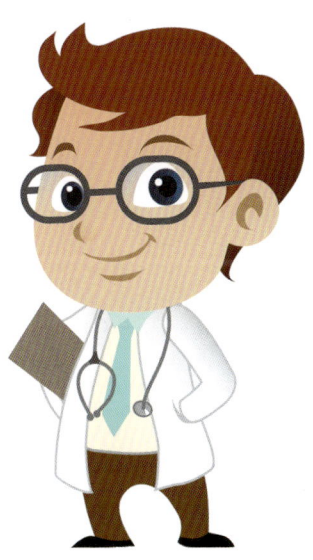

9. 红肿皮肤为什么要冷敷？

日常生活中，皮肤会由于多种原因出现红肿现象，常见的原因有以下几种：

（1）急性损伤引起的皮肤红肿。急性损伤常由于突发的外伤引起（比如跌倒、扭伤以及物理撞击等），即刻发生疼痛症状。损伤后，局部发生出血或淤血、炎症反应、皮肤红肿以及疼痛。

（2）感染引起的皮肤红肿。皮肤的软组织感染后出现的炎性反应（如丹毒等），这些炎性反应在外观上通常呈大片肿胀性红斑，表现为红肿热痛，所以这种红肿一般伴有表皮灼热，而且有疼痛症状。

（3）刺激物或过敏物、药物作用于皮肤引起的红肿。各种刺激物或过敏物也会引起皮肤红肿的症状（如接触性皮炎等），在外观上可表现为境界较为清楚的红肿斑片或水肿性斑块，但是这种红肿不是疼痛，而是以瘙痒症状为主。长期外用激素制剂等也可导致皮肤红肿，局部皮肤伴有灼热感。

前面3种情况应及时到医院相关科室就诊，并进一步处理。

由接触性皮炎引起的红肿，特别是在面部的红肿，对于可爱的小仙女们就是爱美路上的一大拦路虎啊！

如上所述引起面部皮肤红肿的原因甚多，但比较常见的原因是各类化妆品、空气中的刺激物和致敏成分、食物和药物等。最常用的应对措施是局部冷敷。

皮肤红肿为什么要冷敷呢？

皮肤红肿的主要原因是皮肤内毛细血管扩张、通透性增加，使毛细血管中的血清渗出，造成表面看起来又红又肿，不但有瘙痒和灼热等不舒服的感觉，还会严重影响美观。

如果采用热敷，往往会加重毛

细血管的扩张,增加血清渗出,反而引起局部红肿和灼热加重。而如果采用冷敷,则可以减少毛细血管的扩张,减少渗出,减轻红肿、灼热,缓解症状。所以皮肤红肿需要采取冷敷的方法加以治疗。

那么冷敷的具体方法怎样操作呢?可以选用纯净水、生理盐水、蒸馏水等进行冷敷,操作方法如下:

①把上述液体放入冰箱冷藏室(2~4℃)内降温。

②准备好无菌纱布并叠成4~6层。

③用经冷藏降温后的水将无菌纱布浸得半干半湿,也可以捏着纱布两角稍微拧一下,以不滴水为度,放到皮损部位湿敷,每日两到三次,每次5~20分钟,依据皮损的程度确定湿敷时间。因为湿纱布会蒸发,皮肤也会使纱布上的凉水接近体温,可在间隔2~3分钟后更换凉水,重复如上操作。

(4)如本身对面膜材料不过敏,也可选用无添加化学成分的面膜替代纱布进行冷敷,方式及时间如上。

皮肤红肿区的冷敷只是红肿局部的一种治疗方法,故在冷敷的同时还是要及时到医院寻求医生的帮助,以免延误病情。

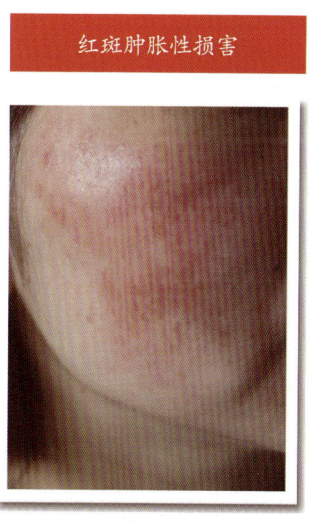

红斑肿胀性损害

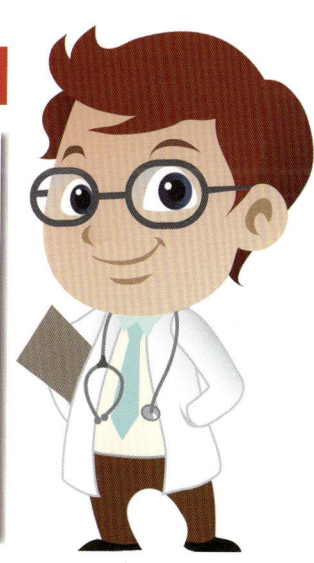

10. 养宠物对过敏的皮肤有影响吗？

随着生活水平的提高，养宠物的家庭越来越多，有的家庭甚至把宠物当成了家里的一个成员。很多人喜欢宠物，宠物给人们带来了快乐。可是也有人内心很想养宠物，却苦于自己或家人的过敏体质，有的人触碰甚至靠近宠物就不停地打喷嚏、流眼泪，皮肤瘙痒、皮疹发作，望宠物而惧怕，叫人沮丧。

宠物容易引发过敏的原因之一是寄生在其身上的尘螨。尘螨属寄生虫，是中国人群常见的过敏原。尘螨个体极微小，一般要借助放大镜和显微镜才能看见。尘螨引起过敏的原因多数不是活螨爬入人体，而是螨的尸体、卵及脱落下的皮壳、粪便和分泌物，随着漂浮的灰尘被吸入到人的呼吸道内或接触到皮肤上而发病。螨虫可寄生于家养宠物的皮毛中，引起呼吸道过敏较多。

宠物容易引发过敏还有另一个原因，就是宠物毛发、皮屑及排泄物引起的过敏。当宠物在家中到处活动时，这些过敏原便会粘附在衣服、沙发、家具、寝具、墙壁、地毯等表面，还会附着到空气中的灰尘等细颗粒污染物上面，当人吸入或触碰后便引起打喷嚏、眼红、流泪、皮肤瘙痒甚至哮喘等过敏症状。

患有过敏性皮肤疾病，特别是特应性皮炎患者，相当一部分具有遗传过敏性体质，与过敏性鼻炎、哮喘之间有明显的相关性，一旦吸入宠物携带的致敏原，除引发过敏性鼻炎、哮喘等症状外，也可以诱发皮肤的过敏反应或使原有皮疹加重，导致患者明显瘙痒，严重影响患者的生活质量。

有过敏体质者，为了减少宠物对过敏皮肤的影响，在饲养宠物时，应注意如下几点：①勤打扫卫生，保持居室的清洁。打扫卫生时注意戴好口罩，减少尘螨、宠物皮屑和毛等的吸入。②保持宠物卫生，定期给宠物洗澡。③定期清理宠物窝和宠物的玩具。④避免让宠物进入卧室。⑤尽量避免使用地毯、布艺沙发等容易附着过敏原的家具。⑥使用空气净化器和新风机保持居室内空气的清新洁净。

如果已经明确对宠物的皮毛具有过敏性者，建议避免饲养相关宠物，以免激发或加重机体的过敏反应。

（1~10问由侯强撰写）

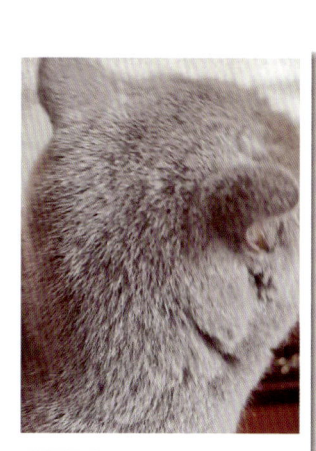
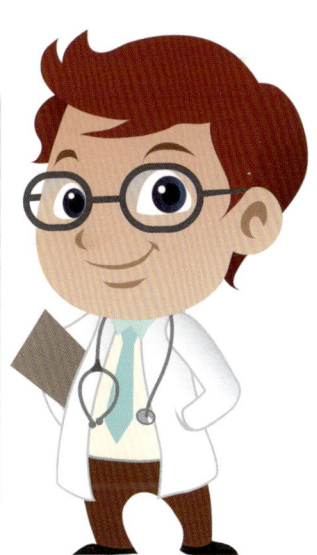

11. 皮肤过敏为什么会痒？

在皮肤科门诊，经常会看到皮肤过敏的患者，由于瘙痒难忍，皮损处被抓的出血破溃。当问到"为什么要抓成这样"时，他们会痛苦地回答："实在是太难受了，在睡梦中也会抓，宁愿疼痛，也不要瘙痒。"

瘙痒是人体所体验的最痛苦的感觉之一。在但丁的《地狱篇》中，撒谎的人会被处以一种苦刑，就是"如火烧般剧烈且无法消除的痒"。临床上最常见的诱发瘙痒的原因就是皮肤过敏。那么皮肤过敏为什么会痒呢？

皮肤过敏反应是一种变态反应，称之为超敏反应，是身体对一种或多种物质的异常免疫反应。医学上把过敏分为四种不同的类型，并以罗马数字Ⅰ～Ⅳ型来命名（参见本书第4页，《好好的皮肤怎么会过敏呢？》）。其中最常见的是Ⅰ型和Ⅳ型。Ⅰ型也被称为"速发型超敏反应"，例如，严重的青霉素过敏患者，皮试时局部会出现红斑、风团。有些人被野蜂蜇伤后，在短短几分钟内，局部或者全身就会出现红斑、风团等过敏反应，同时伴瘙痒。Ⅳ型过敏反应则要慢得多，症状要在一天或者几天之后才会出现，人们称其为"迟发型超敏反应"，例如化妆品、染发剂等引起的过敏。

皮肤过敏后，就会刺激机体产生并释放出某些化学物质，导致机体出现红斑、丘疹、水疱等，同时这些物质也会作用于皮肤内的神经末梢，引发瘙痒症状。人们的身体密布着痒觉、触觉、痛觉以及其他感觉的感受器，这种感受器为我们提供了一个预警机制，通过出现瘙痒、疼痛等不适症状，提醒我们"记住"远离危险，避免接触危险物，安全地生活在这个世界上。

皮肤过敏者在日常生活中要注意寻找病因,并且避免接触这些病因。除此之外,对病情严重,迁延不愈的患者还需要通过药物来控制病情,首选的治疗药物是抗组胺药。在治疗期间,患者要暂时避免辛辣刺激性的饮食,比如说烈酒、辣椒等,因为这些刺激性食物可能会加重皮肤过敏的瘙痒。同时,患者应该学会自我保护,比如把指甲剪短,避免搔抓。也可以寻找诸如读书、听音乐、追剧等让自己分心的方法。明显瘙痒无法控制时,尽量用轻轻摩擦或拍打来代替用力抓挠,以免使皮疹加重甚至恶化。可以使用柔软的东西比如卷好的毛巾进行拍打。

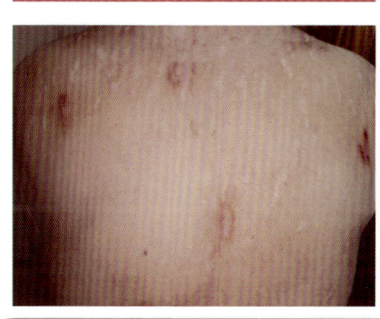

上背部皮肤抓痕

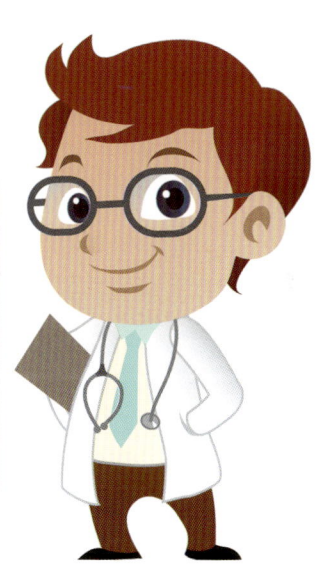

12. 用化妆品后为什么皮肤会发红发痒？

吴女士怀着激动的心情，打"飞的"回到故乡，为的是参加校庆活动。很多同学一别二十余年，在吴女士的记忆里，她们还是当年风华正茂的样子。相见后，吴女士感慨万分：真是岁月无情啊！没想到大家已是相对不相识了，仔细辨认一番，方能看出旧时模样。吴女士回来后对镜自怜：在别人眼中，自己一定也是昔日风采如今不存在了。

次日，吴女士一掷数千元，购买了几款"高档化妆品"，原本满怀期待，没想到使用3天后，皮肤开始发红发痒。她马上去医院皮肤科挂号治疗，按照医生处方，连续吃药、涂药一周后病情好转，复诊时医生一再叮嘱不能再接触这批化妆品了。3个月后，吴女士认为皮肤已经好了，再说，那么贵的化妆品丢了实在可惜。于是，又心存侥幸地拿出来继续使用。没想到，噩梦重现——脸部又过敏了！而且，这次过敏更加严重，脸红肿的连眼睛也睁不开了。她这次到医院用了激素后才慢慢好转。这次吴女士发了狠，果断地把这批化妆品统统扔进了垃圾桶。此后的半年时间里，皮肤时好时坏，反反复复，吴女士痛苦不堪，不明白花了那么多钱，原本希望美丽蜕变的，为什么使用如此"高档"的化妆品，却事与愿违，居然还会导致过敏。皮肤非但没有保养好，反而差点毁了容。这究竟是怎么回事呢？

随着生活水平的提高，人们在皮肤上的投入越来越多，因使用化妆品而导致过敏者的数量也呈逐年上升趋势。在这些过敏者中，有些是使用了网购的"三无"产品，还有一些人，确是在正规商场购买的名牌高档化妆品。其实，是否出现过敏，主要取决于个体体质的差异。非正规产品固然由于成分、浓度或生产流程不规范等容易引发皮肤刺激或诱发皮肤过敏,但是,化妆品也不是越高档就越好,每一款化妆品均有其特有的成分,有少数人对这些成分可能致敏,会引发皮肤过敏反应。

那么,一旦发现所使用的化妆品过敏,我们应该如何应对呢?首先,要停用所有可疑的化妆品,不再使用已明确致敏的化妆品。否则,再次接触致敏化妆品后,由于体内已经产生特异的致敏细胞,皮肤过敏反应的发生既快又重。如果皮肤过敏比较严重,且久治不愈,过敏的皮肤可以使用功能性护肤品,让受损的皮肤缓慢修复,避免皮肤反复遭受刺激。

其次,为了减少化妆品引起的皮肤过敏,购买化妆品要通过正规渠道,选择适合自己的产品。在使用新的化妆品之前,要先涂抹于耳朵后面试一试,看看是否有过敏反应,如果不过敏再大面积涂抹。使用过程中如有不适,即便只是怀疑也要立刻停用。事实上,只有正确选择和正确的使用适合自己的化妆品,才能达到保养和美颜的效果。

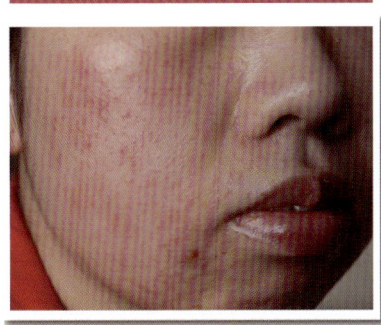

面部过敏红肿性损害

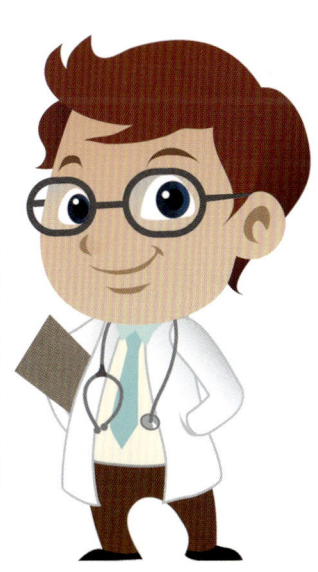

13. 哪些物品会引起接触性皮炎？

接触性皮炎是一种日常生活中比较常见的皮肤病。通俗地讲，就是人在接触了某种外界物质后，接触部位的皮肤或黏膜处出现了边界分明的红肿、丘疹、水疱等急性炎性反应，这就是接触性皮炎。

接触性皮炎有两种：一种叫刺激性接触性皮炎，是由于外来物质的刺激所致。不论是谁，均可发病，且无潜伏期，一接触即可发病，接触的时间越长，次数越多，病情就越重。该致病物质具有强烈的刺激性（如强酸、强碱等化学物质）或毒性（如斑蝥等），当去除刺激物后炎症反应多能很快消失。另一种叫变应性接触性皮炎，外来物质本身并无刺激性，多数人接触后并不发病，仅有少数人接触后可发生超敏反应。一般情况下，患者在初次接触变应原的时候，大多是不会发病的。在经过了一定的潜伏期，导致机体致敏，再次接触这种物质后即可在很短的时间内出现皮炎表现。

那么，哪些物品会引起接触性皮炎呢？在此，我们介绍一些在生活中常见却有可能被忽略的因素。

（1）化妆品及清洁用品：门诊就诊的接触性皮炎患者大多为女性，发病往往与日常生活中长期接触的化妆品及清洁用品有着密切关系。例如洗发水、染发剂、护肤霜、口红、洗面奶、洗洁精、洗衣液、肥皂等，这些物品含有不同数量、不定种类的防腐剂、香料等添加成分，反复接触皮肤后刺激皮肤，或被皮肤免疫识别，发生接触性皮炎。所以，对于患有接触性皮炎的女性，依据所接触的致病因素，相应地减少使用化妆品及清洁用品的种类和次数，或避免接触致敏产品。

（2）饰品、服装及生活用品：手表、项链、戒指、耳环、眼镜等金属及其制品中大多含有镍、铬等成分,还有些金属饰物中含有放射性污染物,如钴、铅、镭等。这些金属饰品直接接触皮肤后可能会引起过敏。另外,日常生活中经常接触的内衣、塑料、橡胶等也有可能引起过敏。

(3)职业接触:门诊可以看到有些理发师因为手部反复出现皮疹来就诊。经检测,过敏原恰恰是他经常接触的染发剂、冷烫液等。此外,美甲师、美容师、建筑工人、修车工人在工作过程中接触到的很多物品也都可能引起过敏。

(4)药物:某些外用药或中药洗剂接触皮肤后也会引起过敏,临床比较常见的是由于关节或腰背酸痛外贴止痛膏药后,局部出现与膏药大小一致的接触性皮炎。

(5)某些动物、植物:许多动植物都含有毒素。动物性毒素,比如昆虫分泌物、毒毛等;植物性毒素有花粉、植物叶、茎、花及果实等,都可引起接触性皮炎。

另外,临床上还有一些特殊类型的接触性皮炎,如尿布皮炎、马桶圈皮炎、芒果皮炎等。由于不同的体质,每个接触性皮炎患者致病的原因也不尽相同,无论接触了什么物质,一旦出现境界较为清楚的红斑肿胀小丘疹以及瘙痒等不适后,要马上停止使用,及时寻找可疑的接触物或致敏物,必要时可以做个斑贴试验,以明确诊断。

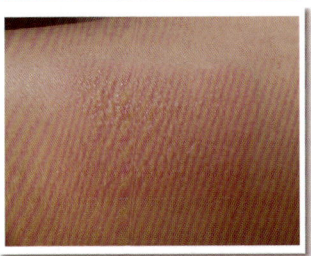

贴敷膏药所致的接触性皮炎

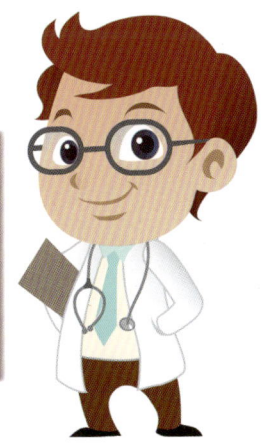

14. 染发后头皮怎么会流黄水？

孟女士肤白貌美，但30岁不到，头上就开始长白头发。一年前，孟女士决定染发，但染发后头皮出现皮疹，并且有瘙痒感觉，孟女士不再敢染发了。今年春节前，孟女士去剪发，理发师托尼给她推荐一款天然植物染发剂，反复强调对皮肤没有刺激，不会过敏。孟小姐心动了，于是同意使用，并染了一个漂亮的栗子色后兴奋地回了家。但没想到第二天一早起来，头皮、颈部都出现了红肿，水疱，还流出了黄水，双眼都睁不开了，而且奇痒无比。孟女士搞不明白，为什么无刺激的天然植物染发剂也会过敏呢？

皮肤科医生经常会遇到染发后出现头皮红疹伴有瘙痒的患者，这种症状就是头皮对染发剂过敏导致的，也就是我们常说的染发皮炎。染发皮炎是接触性皮炎的一种类型，多数起病急，可在染发当天或几天后出现头皮发红、肿胀，严重的甚至发生水疱、糜烂、渗出等症状，范围可扩散至面、颈、眼睑和上胸部，并伴有不同程度的瘙痒、灼热或胀痛等症状。

近年来，染发已经成为一种时尚。根据消费者的不同喜好，染发的颜色也多种多样，包括栗棕、葡萄红、酒红、绛紫，甚至还有奶奶灰等。可是，漂亮的染发背后却暗藏着隐忧。部分染发剂除了含有硝基苯、对二苯胺，还含有脱色剂等成分复杂的化学物质。有些美发店声称他们使用的是"纯天然植物染发剂"，对人体没有伤害，也不会过敏。但是由于个体差异，无论哪一种染发剂都有可能引起过敏。此外，如果使用不当，不仅会引起皮肤过敏，还有可能因为头皮吸收了有毒物质造成肝肾功能损伤，从而影响患者的健康。

　　为防止染发造成的过敏反应，在染发之前最好先进行皮肤测试，在头皮、颈侧、耳后、鬓角、额或前臂等可能接触到染发剂的地方先行擦拭，看看有无瘙痒、起疹等皮肤损伤症状。一旦出现前述皮损或瘙痒等，就要立即弃用，并且马上反复冲洗，以除去残存的染发剂。如果出现染发皮炎，应及时到正规医院进行诊治，并要避免再次接触染发用品，日后还要注意加强个人防护。

染发皮炎

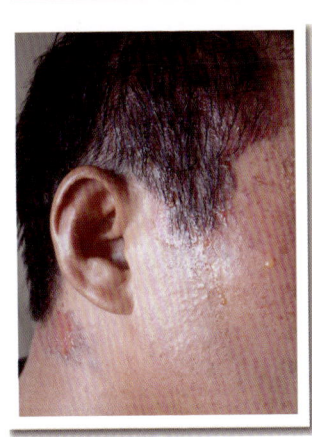

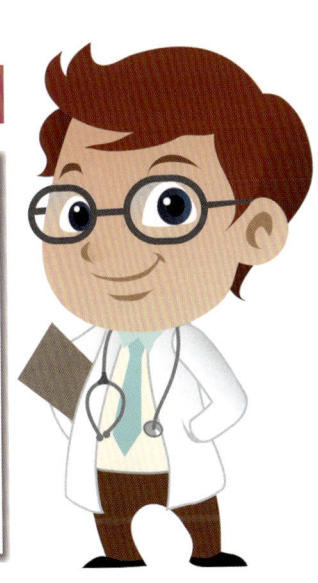

15. 春秋季节为什么皮肤容易过敏？

万物复苏、百花争艳的春天，丹桂飘香、硕果累累的秋天，这两个季节都是大自然赐给我们的一份馈赠。但对于李女士来说，这两个季节似乎没有那么美好。每当春秋季来临之际，李女士面部、颈部就会出现红斑、瘙痒、肿胀，摸上去有时还有小疙瘩，皮肤也感觉很干燥，有时还会有细小的脱屑。她只好无耐地闭门不出，无缘享受大自然给予的这份馈赠。

这种发生于春秋季的过敏，临床上称之为季节性接触性皮炎。那么为什么在春秋季一些人更容易过敏呢？这主要由花粉、柳絮、尘螨、阳光及气候变化等原因导致。在我国大部分地区，一年中空气里花粉的飘散有两个高峰期：第一个是春季（2～5月），以树木类花粉为主；第二个是秋季（8～11月），以草本类花粉为主。春秋两季，因花粉、粉尘、柳絮等较多，故患者的发作频率呈明显的季节性。此外，现代医学已证实，某一种致病因素难以使人致病，多种致病因素配合气候因素，才是引发疾病的决定因素。气候主要取决于气温、湿度、气压、沙尘暴、雾霾等多种气象因素。当气象变化时，气温、湿度等气象因素的刺激可以通过皮肤感受器反映到大脑，使脑垂体分泌出相应的激素，以维持天气发生转折变化的机体平衡。当人体对环境变化的适应能力下降时，就会更容易产生过敏。春秋季节是天气变化显著的季节，冷暖空气时常交替入侵，气象要素变化比较剧烈和频繁，因此，更易引发季节性过敏性皮炎。

季节性过敏性皮炎皮疹多发生在暴露部位，如面部、颈部，双上肢，表现为红斑、丘疹、水肿、脱屑，严重时伴有渗出，患者会有瘙痒、灼热、肿胀等感觉。

对季节性接触性皮炎可采取以下措施应对：

（1）冷敷：冷的纯净水或凉开水浸湿4~5层无菌纱布或小白毛巾冷敷，一天可以多次，每次15~20分钟，通过冷敷让皮肤镇静下来。注意不能使用冰块直接冷敷，以免引起冻伤。

（2）外涂保湿修复剂：冷敷后可以涂抹修复皮肤屏障的保湿修复剂。切忌乱涂激素药物。

（3）口服抗过敏药物：可以在就近的药房购买非处方药物，如氯雷他定、西替利嗪等。

（4）注意避免挠抓、避免太热的水洗脸、防止过度清洁，避免使用破坏角质层、去脂能力过强的洁肤产品。在外出时戴好口罩，防止大量吸入过敏原，尽量少去野外郊游，穿长袖长裤，做好防晒措施。保持充足的睡眠、适当的运动、愉快的心情。此外要注意饮食营养的均衡，少食刺激性食物。如果症状无好转趋势，尽早前往医院皮肤科就诊。

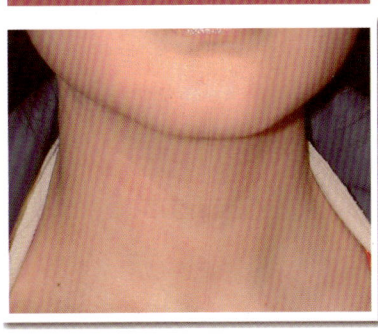

季节性接触性皮炎

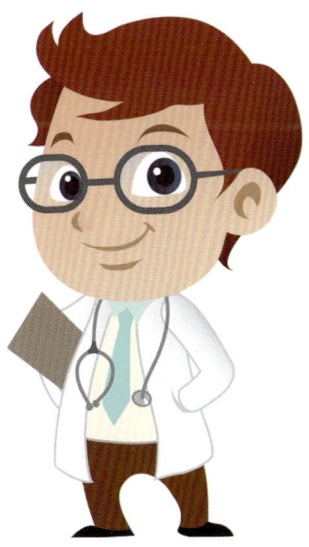

16. 如何判断接触性皮炎？

近年来，随着合成材料的广泛应用，人们的生活物资越来越丰富，而人类固有的好奇及爱美之心，又驱使他们不断尝试更新更好的生活用品。但随之而来的，是接触性皮炎在皮肤病中所占的比例也越来越高，现已成为皮肤科的常见病、多发病之一。

接触性皮炎是一种人体皮肤接触到某种物质后，触碰部位出现瘙痒、红肿以及小红疹，并伴有瘙痒等症状的皮肤疾病。严重时，接触部位还可能会出现水疱、破溃、流水等现象。由刺激物或过敏物引起的接触性皮炎，常常通过询问患者接触史，结合皮疹形态、发疹部位与接触物形状一致等予以判断，多名患者同时发生的刺激性接触性皮炎更加容易诊断。导致过敏性接触性皮炎的物品很多，在发疹初期，如果没有及时找到致敏物质，患者有可能还会反复接触该过敏物质，如此病情将会变得越来越严重。

那么，在皮疹发作的早期如何诊断接触性皮炎呢？

接触性皮炎是一种在接触某些外源性物质后，在所接触的皮肤黏膜部位发生的急性或慢性炎症反应。我们可从以下几个方面加以判断：

（1）接触史：接触性皮炎一定有明确的接触史，即接触了某些过敏或有刺激的物质，如有源于动物性的动物毒素、昆虫分泌物、毒毛等；源于植物性的花粉、植物叶、茎、花及果实等；源于化学性的金属及其制品、塑料、橡胶、香料、强酸、强碱等均可引起本病。接触性皮炎多发生于皮肤暴露的部位，根据接触史及发病的部位可以提示接触性皮炎的可能。

（2）临床表现：接触性皮炎主要皮肤表现为边缘鲜明的水肿性红

斑、丘疹，甚至水疱、大疱、血疱和坏死。同时局部有瘙痒、灼痛、胀痛，严重的还会发生畏寒、发热、恶心、呕吐等全身症状，其分布范围往往和接触部位一致，故可根据其典型的临床表现加以诊断。

（3）治疗转归：当确定可疑刺激物或过敏物后，祛除相应地接触物并加以对症处理后，皮损可很快的消退，也可提示本病。

（4）医学检测：临床上还可借助斑贴试验等检测手段对过敏性接触性皮炎进行准确诊断。

一部分过敏性接触性皮炎患者在初次接触过敏原时，由于未出现临床症状，认为自己不会过敏，殊不知，过敏已经找上了自己，如果再接触相同的致敏原，过敏性皮疹和症状就会表现出来。还有一部分患者由于反复接触刺激物和过敏物，使皮肤炎症呈慢性改变，其分布范围往往超出接触部位，这些复杂的病情的诊断，需要专业医生来进行确定。

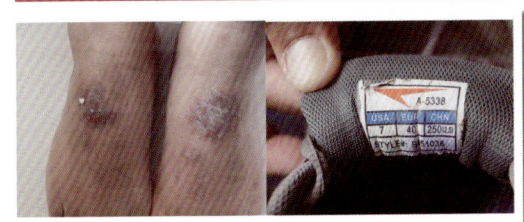

橡胶所致的接触性皮炎

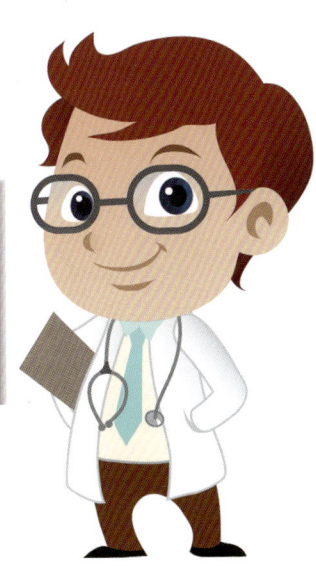

17. 什么是斑贴试验？

徐先生最近有点烦，两侧耳后发红，流黄水一个月了，时好时坏，剧痒难耐。因为疫情，徐先生不愿意去医院，想到可能是染发剂过敏了。因为春节前徐先生染黑了两鬓花白的头发，思来想去，怀疑是染发剂流到耳后而引起的。于是，徐先生把头发全部剃光。但是，他的病情并没有好转。无奈之下，徐先生只好到医院就诊。按照医生要求，他做了个斑贴试验，结果染发剂所含的成分是阴性，与染发剂无关。而镍的检测结果为强阳性。经医生提醒，徐先生才想起，因为眼花，最近新配了一副金属眼镜，晚上看书时戴得比较久。每次戴眼镜时耳后总有瘙痒感。我们平时接触的很多金属饰品比如眼镜架、项链等都含有镍。徐先生把眼镜换了，通过治疗，病情逐渐痊愈。

针对很多人出现的皮肤接触过敏情况，如果我们能够提前知道对哪些物质过敏，就可以避免过敏的发生。那么怎么才能够知道自己对哪些物质接触过敏呢？下面就为大家介绍一种用于发现潜在接触过敏原的检测手段——斑贴试验。

斑贴试验又称经皮斑贴试验，是经典的皮肤辅助检测手段，是专业检测过敏原的一种方法，斑贴试验的结果准确率高，是任何抽血化验都无法替代的。它的临床应用已有百年历史，可以充分证明某些接触过敏性皮肤病诊断的可靠性。斑贴试验是人为地在体表小范围制造一次异常的过敏反应，也就是让少量变应原直接接触皮肤，然后观察是否在局部诱发轻度的皮炎，从而确定皮肤是否对所测试的变应原有过敏反应。斑贴试验操作比较简单，将可疑的致敏原配置成一定浓度，放置在一特制的小室内敷贴于人体遮盖部位,如背部、上臂皮肤,经过一定时间,根据有无阳性反应,来确定受试物是否为致敏物质。

实施时选择哪些物质做检测呢?据估计,我们生活环境中大约有8万余种化学物质,其中约3万种已证明可引起接触过敏。如果患者已经高度怀疑某一化学物质可能过敏,可以使用该化学物质进行处理后做斑贴试验。但是,大多数就诊患者并不清楚哪些物质可能引起过敏。

于是,科学家通过对居民日常生活以及各种职业经常接触且较易引起过敏的物质进行调查,分析其成分种类,组合成一套斑贴试验变应原,进行接触过敏原筛查,观察有无阳性反应,进行精确判断,确定患者对哪些成分种类有过敏反应,从而有效地预防接触性过敏性皮炎。斑贴试验的结果可以帮助患者选用适合自己的生活用品,比如化妆品等,提高患者的皮肤健康水平。

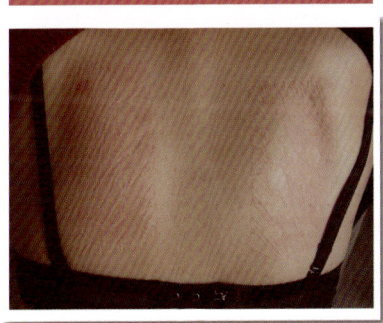

上背部斑贴试验贴敷处的皮肤

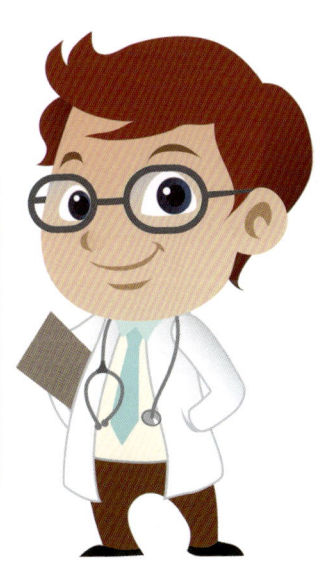

18. 斑贴试验注意事项有哪些？

随着人类对大自然的不断开发和利用，人们在工作和生活中接触到的物质越多，发生过敏的机会也就越多。过敏性接触性皮炎，就是皮肤接触环境中的某些致敏物质引发的皮肤过敏反应。临床上根据患者的生活环境、饮食习惯、职业、发病季节、特殊接触史、复发或加重的规律等，选择不同成分组合的斑贴试验进行检测。斑贴试验不仅有助于确定接触性皮炎患者的致敏原，还可以指导患者进行相应的预防，同时，治疗问题也会迎刃而解。

斑贴试验是一种检测接触性化学物质致敏性的过敏原检测方法，是经典的皮肤辅助检测手段。其原理就是用少量变应原直接接触皮肤，然后观察局部是否诱发轻度的皮炎，从而判断是否对所测试的变应原有接触过敏。斑贴试验操作比较简单，在完好的皮肤上进行，敷贴部位以上背部脊柱两侧部位最佳，如果患者背部面积不足或因其他原因如皮疹、瘢痕、痤疮或大面积文身等不能贴敷时，也可选上臂或大腿外侧。下背部和前臂屈侧皮肤由于吸收能力差，易致假阴性，不宜进行斑贴试验。

测试前，患者需要耐心听取医生的建议，了解检测斑贴试验的目的及可能发生的不良反应，下面我们就要讲讲做斑贴试验检查的注意事项。

（1）有接触性变应原出现严重全身过敏反应史或有速发型接触性反应史者，如接触性荨麻疹的患者，不建议做斑贴试验。

（2）孕妇、哺乳期妇女及无行为控制能力或不能保证斑贴试验条件的患者，不建议做斑贴试验。

（3）对皮肤有毒、有害、有明显

刺激性的物质,如酸、碱、盐等腐蚀性化学物质,不能进行斑贴试验。

(4) 在皮肤病急性发作期间的患者不宜进行斑贴试验,以免发生泛发性皮炎。

(5) 受试前及受试期间要停用可能影响试验的药物,如糖皮质激素、免疫抑制剂等药物。

(6) 准备检测时,应穿旧的或者深色的衣服,以避免标记笔的颜色污染衣服。如果测试的后背有毛发,应该在测试的前一天剃除,要使用电动剃须刀,不要使用化学去毛。

(7) 受试期间患者要保持背部干燥,避免剧烈运动、减少出汗、勿洗澡及游泳,避免暴露于阳光下,不能日光浴。

(8) 测试期间避免搔抓测试部位,如后背瘙痒难忍,甚至有疼痛感或烧灼感,应及时与医生联系。如果斑贴测试时感觉敷贴要脱落,应用胶带加固。

(9) 紫外线光疗、日光照射等均可抑制本反应,因此受试期间不宜进行光疗。

(10) 测试结束后,按医生要求准时到医院复诊,斑贴试验结果由专业医师进行判读。

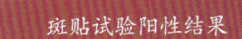

斑贴试验阳性结果

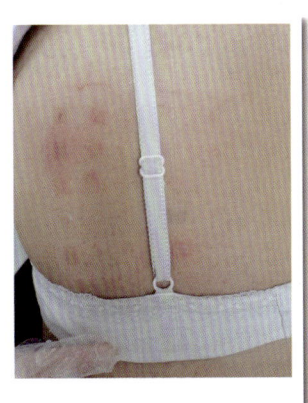

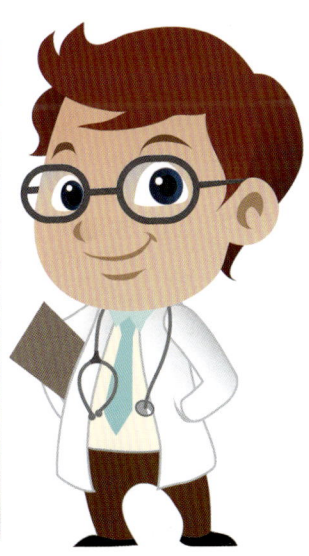

19. 斑贴试验结果怎么判读？

临床上有很多皮肤病都和过敏相关，无论是与生俱来的过敏体质，还是后天某个时刻被致敏的患者，都会反复遭受过敏性皮肤疾病的折磨，剧烈的瘙痒让患者很是煎熬。如果能找到过敏的原因，就能从根本上避免或减少接触过敏原，从而在很大程度上减少过敏性皮肤疾病的反复发作，达到治标又治本的目的。

斑贴试验是一种安全有效的用于检测潜在接触过敏原的手段和方法，是诊断过敏性接触性皮炎的"金标准"。

临床上常用的斑贴试验有两种方式：

（1）用患者所使用的物品，比如化妆品进行试验，目的是确定所出现的皮炎是否由该化妆品引起。这种方式只能确定是哪一种化妆品致敏，而不知道具体是哪一种成分致敏。

（2）采用常用的物品原料进行斑贴试验，原料种类由医院、生产商、监督部门等提供最新的成分种类，目的是精准寻找引起过敏的成分种类，帮助测试者选用适合自己的物品，比如化妆品、药物等。

临床上用于斑贴试验的常见过敏原成分种类有很多种，并针对不同的疾病有成套的标化过敏原可用，比如化妆品系列、理发师系列、金属系列、杀虫剂系列、药物系列、塑料和胶水系列、橡胶添加剂系列等，如果自己不知道可能对什么接触过敏，还有综合变应原系列可供选择，这个综合变应原系列包含了日常生活中常见的许多引起接触过敏的致敏成分，可以帮助我们盲选。

斑贴试验测试部位首选上背部，以脊柱两侧部位最佳，将斑贴胶带自下向上贴牢,并轻轻按压排除多余空气,贴敷48小时后除去测试物,静坐半小时后进行第1次判读。再过24～48小时进行第2次判读。综合二次判读结果确定最后的检测结果。若受试部位未出现皮疹即表示无反应则为阴性;有淡红斑为可疑反应;轻度红斑、浸润、少量丘疹为轻度阳性反应;水肿性红斑、丘疹、水疱为强阳性反应;显著红斑、浸润、水疱或大疱为超强阳性反应。对照如果有相同皮损或激惹反应为刺激性反应。

另外,临床上要结合病史对斑贴试验结果进行综合判读,因为这些检查结果也有可能出现假阳性和假阴性,也许检测出阳性的过敏原和这次发病无关。结果出现假阳性反应多见于测试物为刺激性物质或者浓度过高从而导致刺激反应;假阴性反应多由于操作过程不规范,受试者的个体因素也有可能导致假阴性的发生。整个检测过程看似繁杂,但是一旦明确了致敏原,对于疾病的预防和诊治却能起到关键性的作用。

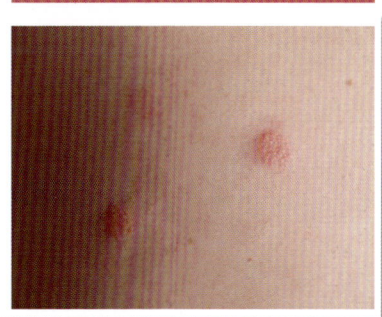

斑贴试验阳性结果

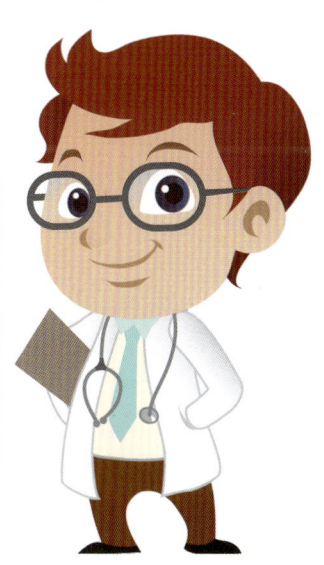

20. 光斑贴试验与斑贴试验有何不同？

春天来了，万物复苏，疫情也得到有效控制，蛰伏了一个冬天的戴先生，周末带着全家人和宠物狗外出踏青赏花。好久没有享受如此明媚的阳光，一家人开心不已。大人们边聊天边尝美食，孩子们和狗在嬉戏，戴先生躺在草地上，不觉间就睡着了。晚上回到家里，戴先生感觉脸上、手臂上等暴露部位的皮肤发红、发痒，伴随着难以忍受的烧灼感。第二天，面部还出现水肿和水疱，流黄水。到医院就诊，医生详细问了病史后告诉他这是一种常见的皮肤病，叫光敏性皮炎。戴先生很奇怪，以往晒太阳并没有发生过敏反应。原来，戴先生出门前涂了一款防晒霜。为了确诊，医生为戴先生做了光斑贴试验，结果在贴敷受试物，同时给予照射的部位出现了发红、水肿的现象，确定戴先生对防晒霜中的光敏性物质过敏，光斑贴试验阳性，证实了临床诊断，医生嘱咐戴先生停用防晒霜，并注意避光。

光斑贴试验目前应用于临床已有30余年。我们知道，斑贴试验是用于确定接触过敏性皮肤病致敏原的一种检测手段，临床常用于诊断和预防如接触性皮炎、职业性皮炎、化妆品皮炎等变态反应类疾病。而光斑贴试验是斑贴试验的一种类型，通过检测诱发光变应性皮炎的物质，来测试机体对某些光敏剂反应，在临床诊断、治疗方面有重要作用。

光斑贴试验原理与斑贴试验基本相同，首先将变应原贴敷于皮肤一段时间后，在斑贴试验基础上增加了光照的环节，经过一定波长的光照，变应原在光能作用反应下，与皮肤蛋白结合形成全抗原，刺激机体产生免疫反应。当致敏后的个体再次接触含有相同或相似致敏因子的物质时,机体产生一系列变态反应,如红斑、丘疹、水疱等反应,从而判断皮肤对光变应原的反应性。

总体来说,光斑贴试验是目前皮肤试验中较为安全的一种检测手段,通过选择合适的试剂,准确的操作,有效的判读,可以很好地帮助患者找到致病的过敏原,从而指导患者在日后生活中,注意避免接触相同或相似的物质,起到很好的预防作用。

光是万物生长之源,给人们的生活增添了光明和温暖,但有些人接受紫外线后,在内源性或外源性光敏物的作用下,就有可能发生光超敏反应,出现光敏性皮炎。这些光敏性皮炎的患者,在日常生活中要做好防护。避免接触光敏性食物、药物和化妆品等,出门要注意防晒,平时应该多吃新鲜果蔬和富含维生素E、维生素C、烟酰胺及β-胡萝卜素的食物,养成良好的生活习惯,提高肌体的适应能力,从而减少光敏性皮肤疾病的发生。

(11~20问由李兰英撰写)

斑贴试验检测阳性结果

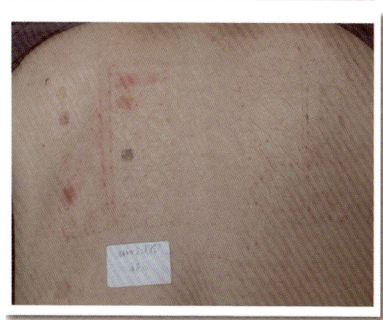

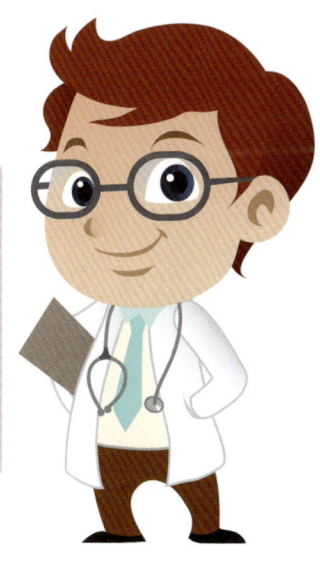

21. 湿疹长什么样子？

皮肤科医生小明，平时酷爱上网，也乐于回答网友们提出的诸多问题。双休日的一大早，小诺就来请教他了。

小诺：小明医生，你好！我的同事最近身上起了皮疹，被医生诊断为"湿疹"。请问一下湿疹长的什么样子啊？

小明：那要从皮肤病中的皮疹说起。皮肤疾病超过 2 000 种，但这 2 000 多种皮肤病仅仅只是由 20 多种皮疹形态组成，可单个存在，也可以排列组合，构成各种皮肤疾病。

小诺：这么复杂，那医生怎么诊断皮肤病呢？

小明：诊断皮肤病说简单也简单，皮肤科医生都熟知这些皮疹，主要是判别清楚这些皮疹在各种皮肤疾病中的位置和意义。当然，诊断皮肤疾病时，除皮疹形态外，还要考虑皮疹的其他方面。

小诺：那诊断湿疹要抓住什么特点呢？

小明：湿疹的特点就是皮疹的多形性、对称性。

小诺：湿疹长的都一样吗？

小明：不一样。根据临床表现分为急性湿疹、亚急性湿疹和慢性湿疹。急性湿疹的皮疹表现为红斑肿胀、丘疹、丘疱疹，有渗出，皮疹形态多种多样。慢性湿疹则是皮肤粗糙增厚，呈苔藓化，皮疹色素沉着偏褐色。亚急性湿疹的皮疹介于急性和慢性之间。

小诺：那如何界定亚急性湿疹呢？

小明：这个没有明确的界线，主要是皮疹以小丘疹小丘疱疹为主，渗液很少，也会有脱屑等。

小诺：湿疹长在什么部位啊？

小明：湿疹可以局限也可以泛发全身。局限性湿疹是仅仅发生在特定部位，可以根据部位命名，如手部湿疹、小腿湿疹、乳房湿疹、阴囊湿疹、外阴湿疹、耳部湿疹、肛周湿疹等。泛发性湿疹主要指皮疹泛发或散发在全身多个部位。

小诺：什么时候有湿疹这个疾病命名的？

小明：湿疹英文名"eczema"，源于公元543年从希腊词ekzein而来，意为"沸腾"（boiling out），"冒气泡"（effervesce）。是从形态学的描述来命名并认识皮肤病的，而且绝大多数皮肤病的命名仍沿用至今。

小诺：湿疹是西医病名，那中医对此有何论述呢？

小明：中医称本病为"湿癣""浸淫疮"。"湿癣"出自《诸病源候论·卷三十五》，该书由隋代医家巢元方在公元610年奉诏主持编撰。"浸淫疮"出自孙思邈的《千金药方·卷二十二》，成书于652年。

小诺：你刚才说很多皮肤病是从形态学的描述来命名的，那是否可以通过照片请皮肤科医生来诊断皮肤疾病，包括湿疹呢？

小明：虽然说优秀的皮肤科医生"眼"似"X"线，"手"如"B超"，一般可以从照片上诊断有特点的皮肤疾病，但也不是全部。另外照片是有色差的，拍照技术和角度等也不相同。皮疹形态只是皮肤病诊断要素中的一个方面，由医生亲眼观察患者的皮疹、全面检查和询问病史，这样诊断比较准确，不至于误诊和漏诊。

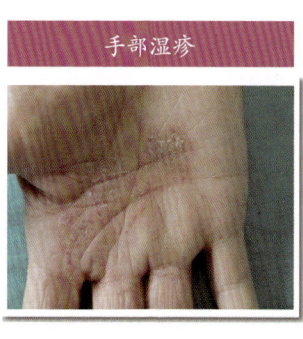

手部湿疹

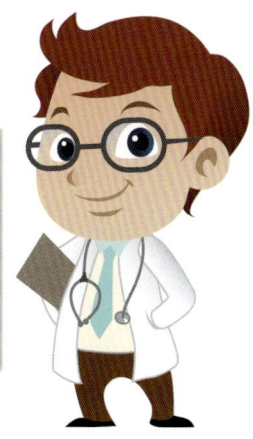

22. 湿疹与皮炎一样吗？

小诺虽然不是医生，但对医学却十分喜爱，刚问完有关湿疹"长相"的问题，紧接着又问了一个湿疹的鉴别问题。

小诺：小明医生，再请问一个问题：湿疹与皮炎是一样的吗？

小明：小诺，你好！这个问题问得好。近年来，围绕皮炎与湿疹之间的关系，国内外专家有很大的争论。有的专家认为没有湿疹这个疾病，有的甚至主张以"皮炎"代替"湿疹"。事实上皮炎与湿疹两者之间还是有区别的。

小诺：皮炎和湿疹两者的命名有什么区别？

小明："皮炎"和"湿疹"是两个不同的概念。"皮炎"从字面上是"皮肤发炎了"，但这个"炎"不是感染性炎症，而是非感染性炎症。"皮炎"既是临床形态的名称，也是病理名词，"湿疹"是一种特定的病名，已经有1400多年历史了，目前在临床上把湿疹作为一种形态学看待。

小诺：皮炎和湿疹的诊断可以互换吗？

小明：随着科技的高速发展以及临床经验的不断积累，很多有湿疹样表现的皮肤病随着病因的查明以及特定的临床表现逐渐从"湿疹"中区别开来。比如伤筋膏引起的"接触性皮炎"，从皮疹表现来看就是急性湿疹的表现，但它有明确的接触史，就诊断为"接触性皮炎"而非"湿疹"。又如：药物性皮炎有很多临床表现，但有一种就是表现为湿疹样的，但与药物有相关性，也不会诊断为"湿疹"。

小诺：那是否可以说找到明确病因的就是诊断为皮炎，找不出原因的就诊断为湿疹？

小明：也不能一概而论。在皮

肤病专著里是找不到单独的"皮炎"这个诊断的,归纳在变态反应性皮肤病中的皮炎湿疹类皮肤病中,在皮炎前是有前缀的,如"特应性皮炎"等。找到原因的,也可以称为湿疹,比如由明确的刺激因素引起的手部湿疹。特应性皮炎也可以称为特应性湿疹。找不出原因的湿疹样皮损,诊断为湿疹主要是由于皮疹的多形性。

小诺:你刚才说在皮肤病里没有单独皮炎这个诊断的,那为何有的医生就诊断为皮炎呢?

小明:是的,有这个现象。一般皮肤科医生看见皮疹比较轻微、局限,形态又比较单一,且一时间找不出原因的就都归纳为皮炎。

小诺:有时还看见医生写"湿疹样皮炎"这个诊断,有这个疾病吗?

小明:皮肤病中没有这个诊断,就像没有单独诊断"皮炎"一样。湿疹样皮炎是医生从临床角度来判断的,比皮炎的皮疹形态更多样些,又不像亚急性湿疹那样有点潮湿感,没有达到湿疹的程度,也是问不出病因的。

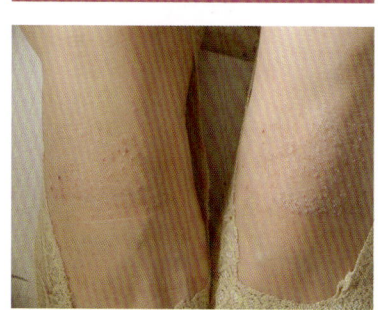

双足背部对称性皮损

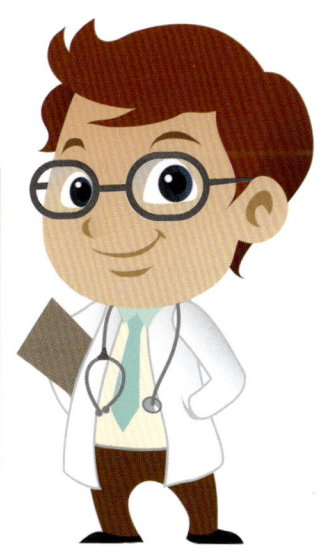

23. 湿疹怎么如此烦人？

了解了湿疹的诊断与鉴别之后，小诺又问起它的病因、预防和治疗方法。

小诺：那么，小明医生，湿疹是什么原因造成的呢？

小明：小诺好！湿疹的原因很复杂哦，是多方面的，有的随着时间的推移可以找得到病因。但大部分患者都找不到，给一些患者的治疗带来困难。

小诺：请给我具体讲讲湿疹是有哪些原因引起的？

小明：引起湿疹的原因有内在因素和外在因素，两者之间可以单独引起，也可以互相作用。内在因素主要包括过敏性体质、各种感染、内分泌功能失调、胃肠功能紊乱、精神紧张、过度疲劳、失眠、情绪变化等。外在因素包括饮食、空气、日光照射、寒热、多汗、搔抓、摩擦以及动物的皮毛、植物的花粉和毛絮，还有日常使用的化妆品、肥皂、化学物质等等。

小诺：这些外在因素每个人都碰得到的，但有的人发病有的人不发病，是什么道理呢？

小明：这就要从湿疹的发病机制说起了。有的是由刺激因素引起，属于非免疫反应，而有的则是由Ⅳ型变态反应所致，后者作为过敏反应，只发生于少数对致敏原过敏的人。这些人一旦接触致敏原后，所发生的是迟发型变态反应。临床上表现的，就是湿疹形态。

小诺：那我们中医是什么观点呢？

小明：中医认为是由于禀赋不耐，饮食不洁，或过食辛辣刺激之物，脾胃受损，脾失健运，湿热内生，又兼外受风邪，内外两邪相搏，风湿热邪浸淫肌肤所致。牵涉心、肺、肝、脾四者。

小诺：五脏中牵扯到四个了，

复杂复杂。那有什么检查手段吗?

小明:先要大致判别可能的原因,根据不同的情况进行检查。有系统疾病可能的,针对不同的系统开展相关检查。外源性因素的,可以做斑贴试验,如能查出具体致敏物质,应避免使用。有的患者血液中嗜酸性细胞、IgE 会增高,属于特异体质的,应加强皮肤的润肤保护。

小诺:湿疹太复杂、太烦了,有什么预防办法吗?

小明:首先要树立信心,在医生的指导下用药。其次,积极查找病因,树立良好的生活习惯,少烦心,多顺心。再有就是少吃辛辣刺激饮食,在皮疹严重时更要避免食用。

还有,要避免外界刺激,不能用热水烫洗,切勿搔抓。

小诺:湿疹这么烦人,有什么好的治疗方法吗?

小明:对湿疹有很多的治疗手段,药物治疗是主要方法,包括内服和外用药物。可以口服抗过敏药和止痒药物。严重的皮疹,如没有禁忌证,依据病情可以短期适量给予糖皮质激素内服。外用治疗药物种类也很多,有激素和非激素制剂,根据皮疹形态、范围、部位、年龄和性别等选择药物。对皮肤干燥引起的老年性乏脂性湿疹要每天外用润肤乳,保持皮肤滋润。也可以选用中医中药辨证施治。

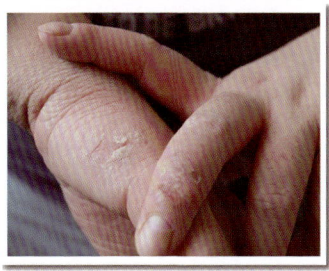

双手部湿疹

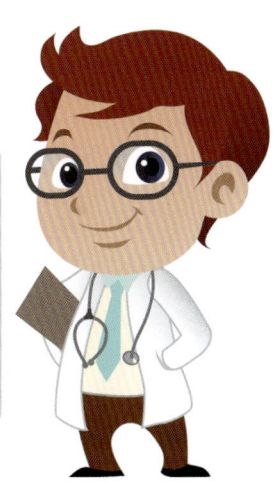

24. 奶奶的双手干裂是过敏造成的吗？

今天小诺要就奶奶的双手开裂，请教小明医生了。

小诺：小明医生，你好！我奶奶的手掌好多年了一直开裂，到冬天特别明显，还伴有疼痛，是湿疹吗？

小明：小诺，你好！手部开裂有好几种疾病，湿疹是其中的一种。

小诺：中医说的"鹅掌风"是湿疹吗？也会开裂吗？

小明：中医的"鹅掌风"是包括湿疹和手癣的，也会开裂，而手癣的病因是真菌感染，与湿疹在临床表现和治疗方法上均有不同。

小诺：你能说说这两种疾病怎么区别吗？

小明：好的，先谈谈手癣。手癣临床上主要分两型：水疱鳞屑型和角化增厚型，有的专家细分成三型的也有。冬天开裂的是角化增厚型。一般手癣起病时都是一只手先起皮疹，时间久后会蔓延到另一只手。角化增厚型常是双侧，无明显水疱或环状脱屑，表现为弥漫性增厚、干燥、开裂、粗糙，这时临床上与湿疹之间的区别是有难度的。手部湿疹的表现种类更多，有多达近十种，你奶奶双手开裂的这种现象称为角化过度型手部湿疹，皮疹同样为开裂、增厚，两手都有，对称分布。

小诺：这两种疾病看上去差不多，你们是如何鉴别的呢？

小明：我们有"绝招"，那就是：问病史，找线索，看皮疹边缘，看指甲，看指间。

小诺：这两种病有什么不一样的？

小明：手癣一般先感染上一只手，皮疹边缘较重，境界要清楚些，部分指甲会受影响，表现为灰指甲的增厚、灰黄浑浊。手部湿疹两手对称性粗糙增厚开裂更明显，皮损的边缘相对较轻。有时指甲也会出现增厚横沟等变化。

小诺：奶奶的手干裂会是过敏引起的吗？

小明：刚才我们说了，手部湿疹有不同的类型，有些是由过敏因素造成的，还有些是反复接触一些物理化学物质后引起的，当然也有些是与遗传过敏体质有关。一些老年人以前因为生活需要，手部经常接触肥皂和碱性产品，时间久了会逐渐导致手部湿疹的出现，并形成裂隙，除了疼痛，开裂处有时还会出血。这种手部湿疹不是过敏反应引起的，属于刺激性因素造成的，也可以称为刺激性接触性湿疹。

小诺：明白了，谢谢小明医生。那平时需要注意什么？

小明：日常生活中要尽量避免任何刺激，少碰肥皂、洗洁精等碱性化学物质。现在条件好了，这些对手部损伤的物品一般也不易接触了。平时经常外用润肤剂，维护好双手。可以选用偏油性的润肤制剂。

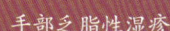

手部乏脂性湿疹

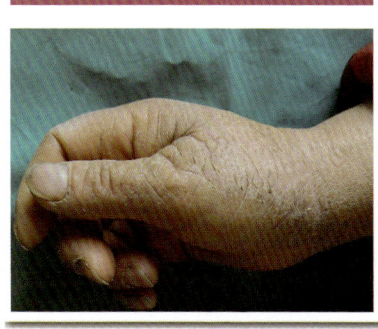

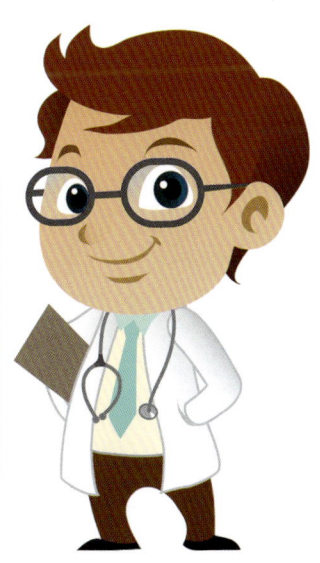

25. 乳房湿疹会发生癌变吗？

问 完了奶奶双手的皮肤病，小诺又问起了有关乳房湿疹的问题。

小诺：小明医生，请问乳房上也会有湿疹吗？

小明：是的！乳房湿疹也是局限性湿疹中的一个类型，多见于哺乳期妇女，停止哺乳后多可以治愈。

小诺：请你介绍一下乳房湿疹的特点。

小明：乳房湿疹顾名思义发生在乳房，病变一般在乳头、乳晕及其周围，皮疹边界清楚，稍有糜烂和渗液，一般不破溃，可有鳞屑和结痂。自觉瘙痒，时有疼痛，一般两侧对称。

小诺：听说乳房湿疹会发生癌变，是真的吗？

小明：不会。

小诺：可是我听说在乳房上有一种湿疹样癌，这是怎么回事？

小明：乳房湿疹样癌又称为乳房 Paget 病，初为乳头乳腺导管内癌，逐渐由内向外累及乳头表面皮肤，所以说乳房湿疹样癌一开始就是癌，只是累及到皮肤，表面长得像湿疹一样而已，不是湿疹转化而来的。

小诺：那它有什么皮肤表现呢？

小明：皮肤损害常初发于乳头，后累及乳晕和周围皮肤，为单侧乳房处的皮损，呈湿疹样改变，表现为糜烂、渗液和痂皮，也可有鳞屑和皲裂。反反复复，可持续多年，即使按湿疹治疗也不见效果。最后累及乳房大部分区域。损害向深部发展会将乳头牵拉从而使乳头凹陷。乳头溢液（常为血性）初发比较少见，但晚期多见。

小诺：听了您的介绍，似乎乳房湿疹与乳房湿疹样癌早期表现都差不多，那一旦出现这些表现要注意些什么问题呢?

小明:是的,乳房湿疹一般是发生在哺乳期,皮疹两侧都有,并且瘙痒明显,诊断湿疹一般问题不大。如单侧、瘙痒不太明显,有浸润感就要引起重视,可以通过B超、钼靶摄片等进一步检查,如有怀疑,应做皮损活检,以明确是否为湿疹样癌。

小诺:我听说湿疹样癌不一定在乳房处,其他地方也可以生?

小明:是的,在其他部位的湿疹样癌称为乳房外湿疹样癌。主要是发生在大汗腺丰富的地方,最常见的是外生殖器部位,如男性的阴囊、阴茎,女性的大小阴唇和阴道口。少数发生在肛周和会阴,大部分都为单发。

小诺:那它们的皮疹有什么特点呢?

小明:发生在生殖器部位糜烂性暗红斑,手触之有浸润感,边界较为清楚,缓慢发展,治疗不见好转,有这些特征就要考虑有这个可能性,要及时进行活组织检查明确诊断。

小诺:明确乳房或乳房外湿疹样癌应如何治疗?

小明:治疗的方法有多种,包括手术、外用药、放疗和光动力疗法等。早期发现确诊后手术为主,其他方法只是补充的治疗手段。

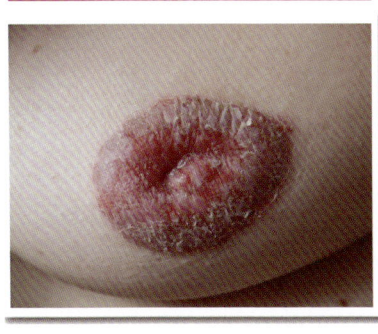

乳房湿疹样癌

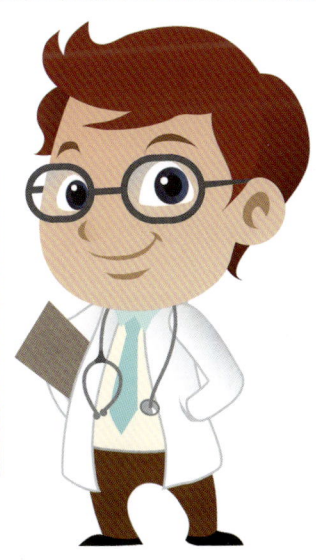

26. 湿疹患者为什么不能接触单纯疱疹患者？

前两天，小诺邻居家的一个小孩患了一种凶险的皮肤病。今天，小诺要围绕这个小孩的病，向小明医生请教一下。

小诺：小明医生，你好！前几天邻居家的小孩突然全身发水疱，差点没命了，说是患了疱疹样湿疹，这是什么疾病，很危险吗？

小明：你好，小诺。临床上有这个病，发病很危急，病情也较严重。你邻居家的小孩是否皮肤容易过敏？

小诺：是的，是过敏性体质，常年湿疹。

小明：最近他家的大人是否在一两周前伤风感冒过，发过"火气"？

小诺：是的是的，你怎么知道的？

小明：这个病叫疱疹样湿疹，以前也叫卡波西水痘样疹。是在原有湿疹基础上感染了单纯疱疹病毒后发生的一种皮肤病。而"火气"就是单纯疱疹病毒感染后引起的单纯疱疹。以前牛痘、天花病毒也会引起，现在天花消灭了，牛痘疫苗在我国从20世纪80年代开始也不接种了。只有单纯疱疹和柯萨奇A16病毒可以引起这种皮疹，比较少见。

小诺：这种疾病有什么临床表现啊？

小明：可以发生在各种年龄，以3岁以内儿童和20～30岁年轻人居多，这些患者都有遗传过敏体质，处于湿疹发作状态。接触单纯疱疹病毒后10天左右会发病，出现高热、全身不适、嗜睡等中毒症状，第二天就开始发疹，大量群集的水疱、脓疱，水疱有脐窝状改变，融合成片，有的水疱有出血性改变，可以发生在原有湿疹的皮疹上，也可发在正常皮肤上。1周左右连续发疹，2周左右皮疹控制，逐渐干枯结痂，全身症状也逐渐减轻而好转，这是由于人体抗体形成了。

小诺：这种病会死人吗？

小明：会的，少数患者会合并系统性感染，如脑炎、肺炎、中耳炎、角膜炎等，严重时会危及生命。

小诺：这种疾病与水痘有什么不同？因为两者都有发水疱的表现。

小明：水痘的皮疹是丘疱疹，周边有红斑，水疱散在不融合，可以同时看见丘疹、水疱、结痂等不同形态的皮疹，我们称为"四世同堂"。水痘发作前往往有轻度发热等，水痘的皮疹发的快，消的也快，发疹前身上没有湿疹皮疹。

小诺：这种疾病这么吓人，如何预防呢？

小明：有特应性湿疹的患者应及时就诊，尽早控制湿疹皮疹，平时做好皮肤护理，减少复发。同时避免与那些有"火气"的单纯疱疹发作期的人接触。

小诺：这种病应该如何治疗？

小明：治疗要从三个方面着手：一是抗病毒，针对单纯疱疹病毒，临床上一般选择的阿昔洛韦、伐昔洛韦、泛昔洛韦等都有效果，但重症患者，应给予阿昔洛韦静脉用药，使用时注意药物的不良反应。二是用大剂量丙种球蛋白等，保护机体，提升免疫机能。三是快速控制皮疹，有合并细菌感染的，要选用抗生素治疗，治疗药物的选择需根据病情，内外结合。同时加强护理，对症处理。

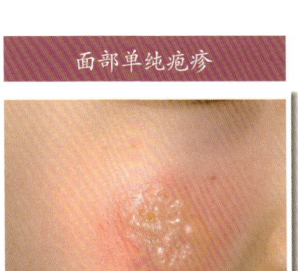

面部单纯疱疹

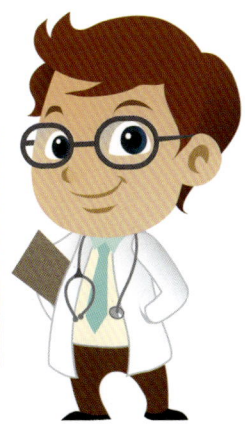

27. 手掌上怎么长起了小水疱？

今天小诺要求教于小明医生的是自己手上的小水疱。

小诺：小明医生，你好！我每到春夏季手指和手掌处就会起小水疱，有时很痒，这是这么回事？

小明：小诺，你好！你这个可能是汗疱疹，又称出汗不良性湿疹。

小诺：这是什么原因造成的，一直反反复复，很烦人的。

小明：以前认为是汗管闭塞，汗腺储留引起的。现在研究后并没有发现汗腺问题，是一种皮肤湿疹样改变，原因不太清楚。

小诺：还是原因不清楚啊！

小明：是的，其原因目前还不太明确，有些人与过敏体质有关，手部的汗疱性湿疹常常是特应性皮炎在手部的一个表现。也有些患者与精神紧张或情绪有关，还有的患者与接触镍、铬金属有关，有的甚至与药物有关，如避孕药、阿司匹林等。

小诺：汗疱疹除了脱皮外，还会有什么临床表现？

小明：汗疱疹一开始是皮肤下面的小水疱，由于比较深，所以摸上去是硬的丘疹，不会自己破，2～3周后水疱自行吸收，产生领圈样脱皮，皮疹多的话就融合成片状。一般都发生在手掌和手指，可以单手，也可以双手都有，有的人很痒，有的无明显症状。

小诺：汗疱疹与手汗多少有关系吗？

小明：手汗多的人不一定会得汗疱疹。

小诺：手掌脱皮只有汗疱疹才有吗？

小明：手掌脱皮需要与手癣、汗疱型癣菌疹和剥脱性角质松解症等多种皮肤疾病相鉴别。前面说过手癣中有一种是丘疹水疱型的,一般单侧发生,丘疹水疱多发生在皮损的边缘,边界清楚,可以蔓延到手背,有时指甲也会增厚、浑浊,如临床表现与汗疱疹很相近,还可以进行真菌学检查,明确诊断,选择相关的药物治疗。

小诺:汗疱型癣菌疹和剥脱性角质松解症又是怎么回事呢?

小明:汗疱型癣菌疹是癣菌疹中的一个特殊类型,是原发有足癣、头癣等部位的真菌病灶,释放真菌抗原经血流带到手部,不是原发于手癣,水疱表浅,剧痒,但局部找不到真菌孢子或菌丝。剥脱性角质松解症是一种遗传缺陷性疾病,没有水疱,表皮浅表剥脱,是表皮角质层与其下组织分离而成,看上去像干枯的水疱壁,不痒。

小诺:得了汗疱疹怎么治疗?

小明:治疗方法如同湿疹。有明确原因的尽量去除病因。少接触肥皂水、洗洁精等刺激性物质,可以选用弱效糖皮质激素制剂外用,加强皮肤保护,多用润肤霜;皮疹严重的,可加用内用药物。中药可以选用玉屏风散,手汗多的可以外用收敛性制剂。具体治疗方案的选择应依据皮疹形态由皮肤科医师视诊后确定。

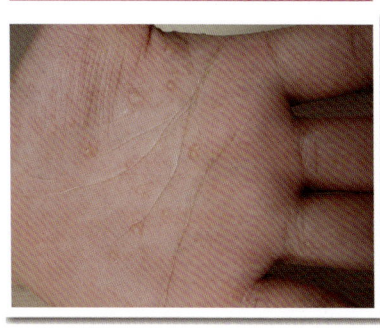

汗疱性湿疹

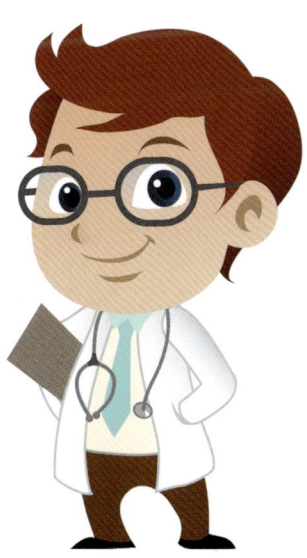

28. 耳周湿疹怎么总是治不好？

问完自己的汗疱疹，小诺又替闺蜜问了一个问题。

小诺：小明医生，我有一个闺蜜耳部一直发湿疹，用了很多药效果一直不好，什么原因啊？

小明：你这个闺蜜听力是否正常，有没有中耳炎？

小诺：听力是不太好，经常去耳鼻喉科就诊。

小明：耳部湿疹有时经久不愈可能与她有中耳炎有关，我们临床上有一种疾病称为"传染性湿疹样皮炎"，与细菌、真菌等微生物感染有关。

小诺：湿疹不是过敏引起的吗？怎么与微生物也有关系？

小明：是的，传染性湿疹样皮炎是一种感染性因素引起的疾病。可能是微生物的抗原引起皮肤的细胞毒性反应。

小诺：我闺蜜除了痒外有时还会疼痛，怎么还会痛呢？

小明：耳部湿疹可以表现为红斑、丘疹、水疱、渗液和痂片，边界不规则，耳后皱褶处可以有深裂隙，就会疼痛。

小诺：传染性湿疹样皮炎就仅仅发生在耳周吗？

小明：耳周只是一个部位，有的可以发生在肛周、腋窝、腹股沟处。有时还会发生在皮肤溃疡或人造肛门、瘘管周围。

小诺：这种疾病除观察皮疹、发病部位外，还要做什么检查吗？

小明：需要做微生物检查，包括做真菌镜检、培养，细菌培养等，做培养时别忘了加上药敏。很多微生物感染都是金黄色葡萄球菌引起的，这种菌耐药性很强，药敏结果可以指导医生选择敏感性强的抗生素进行治疗。

小诺：除了微生物感染引起外，

耳周湿疹还会有其他原因吗?

小明:微生物仅仅是一种原因,有的耳周湿疹与眼镜架有关,这就是接触性过敏了。如果不注意,未对金属架进行更换或处理,这时的耳周湿疹也会反复迁延,久治不愈。还有的耳后湿疹,包括耳下垂的弯曲处湿疹,反复发作的原因是与遗传过敏性因素有关,皮疹控制后也会发作。

小诺:这些耳周湿疹如何治疗更好呢?

小明:治疗原则就是对因治疗和对症处理。建议你的闺蜜去医院耳鼻喉科进一步治疗中耳炎,从源头予以治疗。皮疹局部可以做微生物检查,有微生物感染存在的,选用敏感性强的抗生素治疗。针对不同形态的湿疹,依照外用药的剂型选择原则,选用不同剂型的外用药。可以选用含有抗生素和抗真菌的复合外用药物,快速控制症状。对于其他原因引起的耳周湿疹,在去除病因的基础上进一步治疗。有遗传过敏体质的患者,同样要在控制好症状的基础上,加强局部皮损处的皮肤保护。尽量避免搔抓和摩擦,造成皮损苔藓样改变,久治难愈。

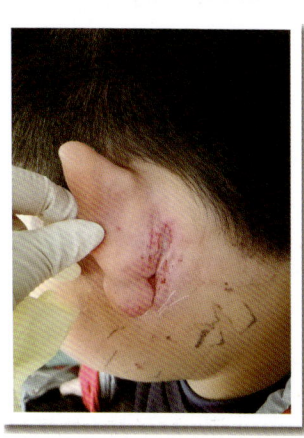

耳后皮肤溃疡、湿疹样皮炎

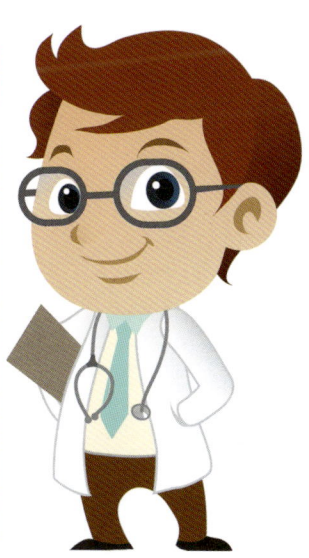

29. 淌水的湿疹怎么治不好？

热心的小诺刚问完闺蜜的病，又替邻居爷爷问起了腿部疾病的诊治。

小诺：小明医生，还有一个问题要请教。我有一个邻居老爷爷，他的小腿皮肤湿疹一直淌水，就是治不好，你有什么好的方法吗？

小明：小诺好！你告诉我，他是怎么治疗的。

小诺：老爷爷一直用药膏擦在淌水的腿上，擦了好多天了，没见湿疹的地方淌水减少，好像还比前几天肿了些。

小明：你已经注意到了，应该是老爷爷用错了药。同样是皮疹，如何选用外用药可是门学问啦。外用药物的选择就牵涉皮肤科外用药的剂型选择原则了，我们皮肤科医生都非常熟悉，医学生"皮肤科"考试中也是必考的。

小诺：别卖关子了，快告诉我怎么选外用药吧。

小明：皮肤疾病在诊断的同时，要判断皮疹目前的形态，特别是湿疹。选择外用药时，要选择药物种类合适的外用药，针对不同状态的皮疹选择不同的剂型。

小诺：药物种类合适是什么意思啊？

小明：举例说吧，是细菌感染的应选用抗生素制剂，真菌感染的要选用抗真菌制剂，这时如果你选抗生素那就错了。有的药物，药物种类对了，浓度不对，效果达不到，有时还会导致不良反应发生。所以，药物种类合适，同时结合皮疹的具体情况，意味着治疗的方向是正确的。

小诺：剂型选择又是什么意思呢？

小明：将外用药加入到不同的基质中，配置成不同的外用剂型。临床上常用的有十多种外用剂型。

每个剂型的作用和适应证不同。

小诺：你给我介绍介绍吧。

小明：简单点说吧，剂型有水剂、洗剂、糊剂、乳剂、凝胶、油剂、硬膏、涂膜、气雾剂等。这么多制剂你一下子是记不住的。你可以记一条。那就是"干对干，湿对湿"。意思就是，皮疹是淌水渗液的时候，你应该用水剂溶液去湿敷，不怎么淌水的皮疹，你可以用乳剂、霜剂、糊剂去涂擦，没有渗液的慢性肥厚的皮疹，你可以选用软膏，硬贴膏等。当然，皮肤科医生会根据皮疹当前的实际状况灵活地选择外用剂型。

小诺：这么说，我似乎明白老爷爷的用药错在哪里了。

小明：小诺厉害，老爷爷的用药有什么问题吗？

小诺：老爷爷现在淌水很多，不应该总是用药膏，应该先用溶液湿敷，对吗？

小明：太棒了！湿敷除使用方法要正确外，还要注意使用的药物有无不良反应，特别是湿敷面积较大的情况。比如需要用硼酸液湿敷时要格外注意，以免发生中毒的危险。湿敷不一定只能用在渗液处，皮肤红、肿、烫都可以用，使局部血管收缩，起止痒、消肿作用。湿敷后可以再根据皮疹情况选择外用药膏。

小诺：明白了，我回家就告诉老爷爷，他会很开心的。

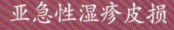
亚急性湿疹皮损

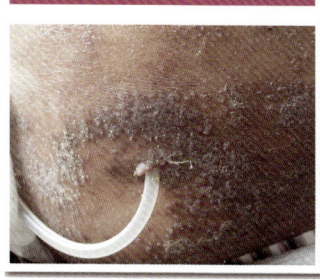

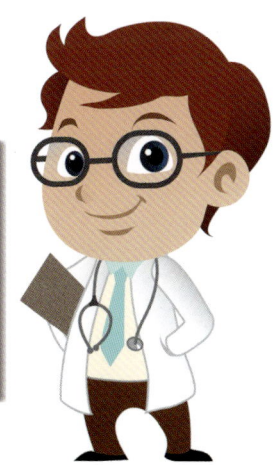

30. 肛周湿疹该怎么防范？

小诺似乎对湿疹特别关心，这不，今天他又问起了另一种湿疹——肛周湿疹。

小诺：小明医生，你好！请问肛门周围也会生湿疹吗？

小明：小诺好！肛周、外生殖器都可以生湿疹，而且这些地方的湿疹是很痒的，症状控制后很容易复发。

小诺：肛周湿疹是什么样的呢？

小明：肛周湿疹顾名思义就是发生在肛周的潮红、粗糙、肥厚、色素沉着，严重会开裂、疼痛。

小诺：肛周痒一定是湿疹吗？

小明：不一定，肛周瘙痒症就是没有皮疹的瘙痒。

小诺：小孩也会生肛周湿疹吗？

小明：也会，但也可能是肛门瘙痒症，也可能是蛲虫引起的。

小诺：怎么判断有蛲虫感染？

小明：一个办法是做大便浓缩找虫卵，发现蛲虫特征性的虫卵就能诊断。另一个办法，就是半夜查看小孩的肛门，一旦发现小于 1 cm 的白色小虫就明确了。

小诺：诊断明确后好治疗吗？

小明：好治疗，去儿科用杀虫药就行了，虫杀了，肛门痒也就好了。

小诺：肛周湿疹一般是什么原因引起的呢？

小明：原因很多，出汗、潮湿、不注意个人卫生、痔疮、便溏都可引起。另外，极少数有遗传过敏性体质的人也会发生肛周湿疹。

小诺：如何预防呢？

小明：人肠道中有很多细菌、真菌等微生物，在肠道中是正常菌群，但对皮肤是有刺激的，所以个人卫生很重要，大便后要及时清洁，保持肛周清洁、干燥。洗澡后轻轻擦干。要积极治疗痔疮，由于痔疮长在肛门括约肌处，使肛门闭合不佳或有漏隙，肠液会不断溢出，刺激肛门周围皮肤而引起湿疹。便溏是中医的说法，就是大便稀、次数多。次数一多，肛周受肠液的刺激越大，肛周湿疹的发病率也会越高。所以，肛周湿疹要积极治疗原发病。

小诺：明白了，个人卫生很重要，痔疮要早治。那肛周湿疹有什么好药吗？

小明：肛周是皮肤黏膜交界处，对药物的吸收率较高，所以治疗肛周湿疹时药物的选择很重要。一般不用糖皮质激素类药膏，除非皮疹很肥厚，可以短期运用，控制症状后改用非激素类药膏予以巩固治疗。如长期外用激素类药膏，特别是强效、超强效的，会引起激素依赖性皮炎，局部皮肤色红，毛细血管扩张明显，这就更加难治了。

小诺：用药膏有时会感觉很黏，不舒服，有其他办法吗？

小明：外用药膏要涂匀，选择剂型以霜剂较好，也可以用溶液清洗。可以选用中药如当归尾、蛇床子、威灵仙、苦参等煎水，先熏后洗。部分中成药外用制剂也可用于外洗治疗。

（21～30问由贺雪文撰写）

肛周湿疹皮损

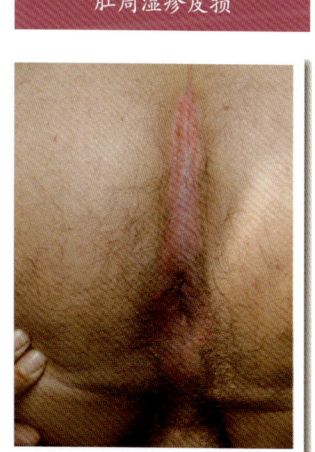
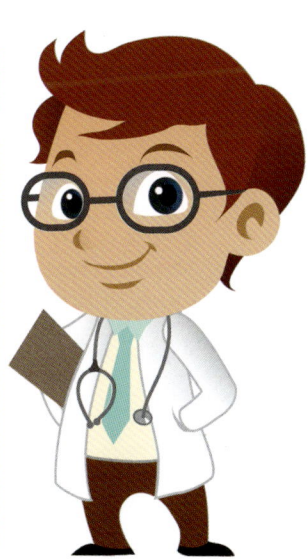

31. 皮肤过敏会很严重吗？

在皮肤科门诊每天都能看到，许多皮肤病患者全身各处伴有瘙痒的红色皮疹。在候诊处，你也能看到一刻不停地搔抓的患者。医生常常将其诊断为过敏性皮炎。那么，什么是皮肤过敏？会不会很严重呢？

不同的过敏反应类型，皮疹的表现也各不相同。发生在皮肤上的过敏性皮疹多种多样，荨麻疹、湿疹、特应性皮炎、接触性皮炎、药物性皮炎、汗疱疹等，各种过敏性皮肤疾病主要表现为皮肤发红、水肿、水疱、渗出、脱屑等。

过敏性皮肤疾病可能只发生在局部，比如用护肤产品或外用药不当等发生的过敏性接触性皮炎，皮损仅仅局限在涂抹或贴敷部位。这些患者虽然也是皮肤过敏，有时瘙痒也很明显，但是其皮疹往往较轻微。轻症的皮疹在停止接触致敏物质后1～2周可以自行恢复正常。另外一些过敏性接触性皮炎，有时皮疹较为明显，波及的范围较大，炎症反应较重，可以表现为丘疱疹、红肿、渗出等；还有一些中重度特应性皮炎，皮疹明显粗糙增厚、潮湿，瘙痒突出，患者常无法正常地生活和休息，也就是说影响患者的生活质量了；部分患者可能还会遗留局部的色素沉着，我们称之为炎症后色素沉着。这些患者过敏反应相对明显，但对患者的生命并不构成威胁，经适当的治疗还是能够控制症状的，皮疹也可以缓解或消退。药物使用不当引起的过敏性皮肤疾病，其严重程度也各不相同。一些药物引起的皮肤过敏反应较轻，还有些药物过敏引起的过敏反应非常严重，皮疹泛发全身。根据药物的不同性质和作用特点，可以是全身弥漫性的红斑、脱屑，周身红肿、水疱、大片状的表皮剥脱，还可能发生内脏器官功能的严重损害，如抢救不及时甚至会导致死亡，不容小觑。

还有一种情况，皮肤过敏呈急性过敏反应，也就是医学上所说的速发型过敏反应，表现为急性荨麻疹，在几分钟或几个小时内就会出现遍布全身的风团，高出皮肤，周边有红晕。这种风团，一般1～2个小时后会自行消退，当然也有超过24小时方才消失的。这种速发型过敏反应，有时可以出现喉头水肿和过敏性休克征象，情况危急，危及生命，需要立即抢救。

生活中皮肤过敏十分常见，临床大多数病症较轻，经过一般抗过敏治疗可以获得缓解。少数皮肤过敏性患者病症严重，危及生命，应加以足够重视。

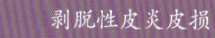

剥脱性皮炎皮损

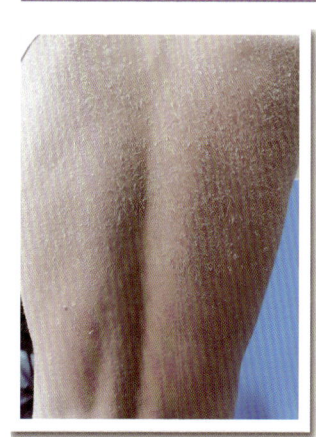

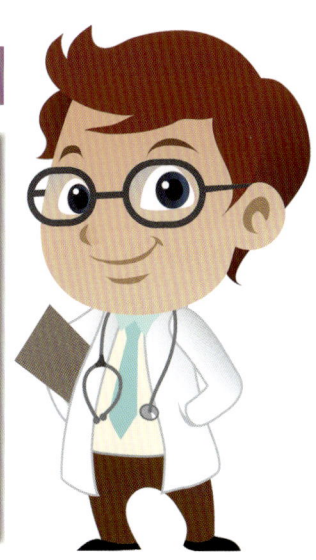

32. 什么是严重的过敏？

王女士因耳郭被有铁钉的木板刮伤，随即去医院就诊。医生在检查了局部伤口后，开具了破伤风抗毒素针剂。王女士拿着针剂前去注射室进行皮试。谁知在皮试的药液注射皮内后1分钟左右，针口周围出现水肿，并快速形成风团。与此同时，王女士感觉身体软弱乏力，胸闷心悸，自觉心跳加快，呼吸困难。医生立即对她展开了施救，在救治过程中，王女士面部明显肿胀，面色苍白，血压下降明显。经吸氧、静脉输液，注射肾上腺素和糖皮质激素和升压药等一系列措施后，王女士方才转危为安。这是一例虽为少见，但却典型的重症过敏反应案例。

严重的过敏是一种累及全身各个器官的过度免疫反应。临床表现较为凶险，分为皮肤表现和系统表现两个方面。皮肤表现依据过敏反应类型表现为不同的皮疹。速发型过敏反应者，表现为密集性风团、水肿，特别是皮肤黏膜交界处肿胀明显。在虫咬过敏、蜂蜇伤等患者可以见到全身较弥漫性风团，伴有皮肤黏膜的肿胀。另一种严重的皮肤过敏反应表现为迅速弥漫性的水肿型红斑、潮红、肿胀、脱屑，或者是水疱大疱、疱壁破溃后大片状脱皮，犹如烫伤一样。大量丢失水、营养物质和电解质，并可能继发感染等，均能够危及患者的生命。有的患者黏膜损害较为明显，表现为肿胀破溃、渗出，后期还可能留下瘢痕，给患者造成了极大的痛苦。除皮肤发生外，严重的过敏反应还会累及各脏器，患者往往起病非常急，数秒至几分钟就会出现血压降低、皮肤苍白、脉搏细弱，甚至还可能导致休克，患者随即呈昏迷状态，需要立即抢救，争分夺秒。有些患者在皮肤过敏表现的同时,还发生肝肾功能异常,转氨酶水平升高、血浆蛋白降低、肌酐和尿素氮等明显升高,需要尽快纠正,否则会转为不可逆性损伤,危及生命,或遗留严重的后遗症。

严重的皮肤过敏反应临床并不少见。无论表现的形式如何,都应该积极抢救。在患者就诊过程中、皮试时以及输液前后,都有可能发生严重的过敏反应。在急性重症过敏性患者救治的整个过程中,应注意观察其皮疹与病情变化,做好应对准备,以保证患者的生命安全。

皮试区的风团皮损

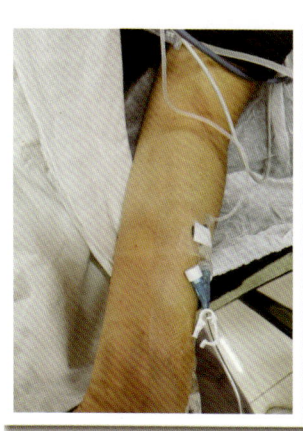
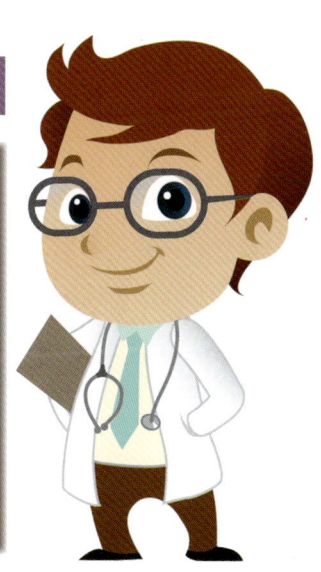

33. 什么是特应性皮炎？

李先生因为身上起皮疹半年来一直在皮肤科就诊。开始医生说他患的是皮炎，后来又称为湿疹。过了一段时间，又诊断为特应性皮炎。李先生一头雾水，"我这个到底患了是什么皮肤病啊？"

其实，"皮炎""湿疹"是皮肤科最常见的疾病。皮炎是皮肤表真皮炎症性改变。不同的病因和发病机制，皮炎的命名是不一样的，各种皮炎汇聚到一起，有数十种之多。特应性皮炎是其中的一种皮炎，它是一种常见的慢性复发性炎症性皮肤病。随着人们生活水平的提高，环境中花粉植物、装饰材料、食物品种和药物等的品种越来越多，人们对这些物品接触几率也明显增加。同时，医生对特应性皮炎的认识也在不断地提高，以往特应性皮炎的概念仅是停留在书本上，一般的皮肤科医生都很难对其有确切的认识。

目前发现特应性皮炎发病率非常高，尤其在儿童群体中，可以高达10%以上。随着对这个疾病的逐步认识，皮肤科医生已经注意到，很多成年人甚至老年人也患有特应性皮炎。

之所以称之为特应性皮炎，跟其疾病本身的"特应性"有一定关系。特应性，是指遗传过敏性，即具有一定的遗传特征。患者往往会伴随其他的一些特应性表现，如容易患过敏性鼻炎、哮喘、过敏性结膜炎、湿疹的家族性倾向；对异种蛋白过敏，也就是常常说的食物过敏；食入致敏原包括致敏药物后，人体内的特异性血清免疫球蛋白E（IgE）水平增高，外周血中嗜酸性粒细胞增多等。典型的特应性皮炎除临床上的皮疹表现外，多数会伴有以上特征。有些患者可能缺乏某项特征，如血清中没有IgE升高及对食物或环境变应原的特异性IgE的升高，也可能不伴有个人或家庭的特应性病史，但具备典型的湿疹样皮损表现，被称为内源型特应性皮炎。

随着环境和生活方式的变化，以及流行病学调查统计结果越来越细化，指标也更加明确，特应性皮炎的确诊率和实际发病率都非常高，许多原来诊断为皮炎和湿疹的病例，实际上都是特应性皮炎的患者。诊断为特应性皮炎，就意味着这会是一个漫长的复发性的过程，不但皮损反复发作，还可能会伴有以呼吸系统为主的特应性表现，需要综合治疗。

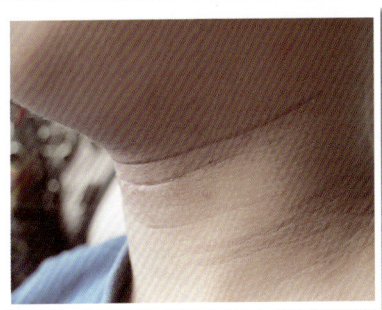

特应性皮炎颈部皱褶

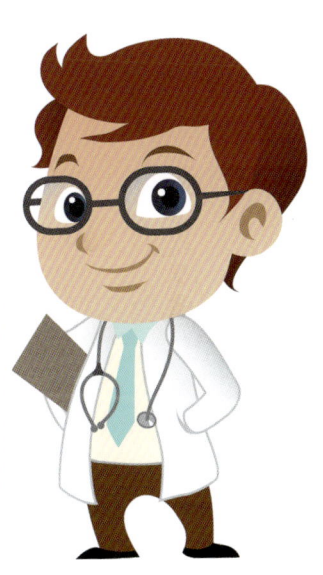

34. 他这个皮肤病是特应性皮炎吗？

王帅小朋友今年14岁了，平时身体较为健康，只是有时觉得皮肤瘙痒，仔细看他的脸上，好像还有钱币大的淡白色斑片。夏天快要来了，王帅也不愿意出去玩。妈妈问他为什么？他告诉妈妈，他的腿上皮肤干燥，有点蛇皮状。双手掌手指部总是粗糙增厚，所以不愿意和小朋友在一起。王帅的妈妈带他到皮肤科就诊。医生询问后得知，王帅10年前有过敏性鼻炎，至今未愈。医生结合过敏性鼻炎病史，体检有面部单纯糠疹、双手部干燥粗糙增厚、鱼鳞病、全身皮肤干燥有瘙痒感，有局部湿疹样皮疹等，诊断他是特应性皮炎。特异性皮炎的诊断标准是在不断地变化发展中，最早的诊断对年龄不分类，但是相对比较严格，有20多条标准，要同时符合几条才能确诊。而后的研究发现，不同年龄阶段的特应性皮炎临床特征也会有所差别，如婴幼儿是以四肢屈侧的湿疹样表现为主，而老年人主要是干燥性的皮疹、鳞屑，甚至表现为红皮病。我国学者制定出适合我国国情的简化版的诊断标准，可以在临床上做出快速而准确的判断。

在小于2岁的婴幼儿中，如果该患儿出生2周后发病，并出现与皮疹同步发生的瘙痒和（或）易激惹和（或）睡眠障碍等，伴有面颊部和（或）头皮和（或）四肢伸侧的湿疹样损害，或身体其他部位的湿疹样损害同时伴有干皮症，就可以诊断为特应性皮炎。当然，需要排除接触性皮炎、婴儿脂溢性皮炎、银屑病、疥疮、遗传代谢性疾病和淋巴瘤等疾病。

对于3岁～12岁的儿童，如果出现皮肤瘙痒、典型的形态和部位（屈侧皮炎）或不典型的形态和部位同时伴发干皮症,呈慢性或慢性复发性病程,即可诊断为特应性皮炎。鉴别诊断跟婴幼儿患者类似,也是诊断的必要前提。

目前对于12岁以上的青少年及成年人或老年人,只要出现病程超过6个月的对称性湿疹,伴有特应性个人史和(或)家族史(包括湿疹、过敏性鼻炎、哮喘、过敏性结膜炎等),或者血清总IgE升高和(或)外周血嗜酸性粒细胞升高和(或)过敏原特异性IgE阳性(过敏原特异性IgE检测2级或2级以上阳性)的任意一条,在排除其他疾病后就可以诊断为特应性皮炎。

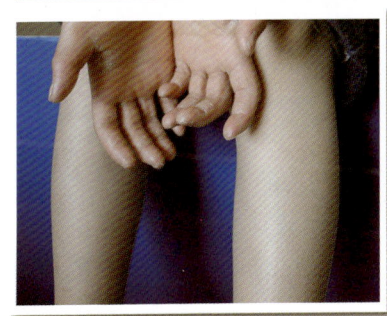

特应性皮炎手部湿疹伴胫部鱼鳞病

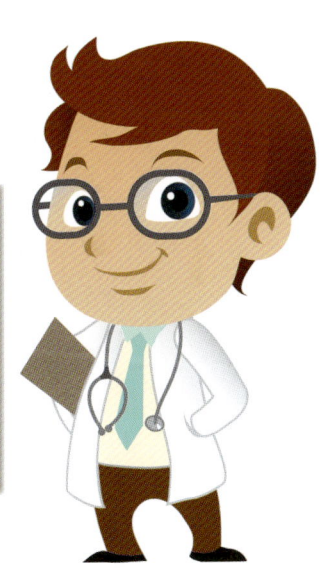

35. 特应性皮炎是怎样发生的？

现在已经注意到，患有特应性皮炎的人群越来越多。那么，特应性皮炎是怎样发生的呢？目前已经逐渐明了，特应性皮炎的发病原因是非常复杂的，与患者自身的遗传素质、环境因素、食物或其他过敏原、皮肤屏障功能障碍、微生物感染、护肤习惯等都有关系，从发病机制来看，可以分为免疫学和非免疫学机制。总的来说，大部分患者有一定的基因特质，在这种情况下，皮肤屏障功能存在先天性的缺损，不但容易流失水分，大分子物质容易进入，更容易受到外界环境中的各种不良刺激而激惹，如食物致敏、气候变化、物理性搔抓、洗浴过度或不足、化学性物质的刺激、不合适的衣物摩擦以及汗液刺激等，这些不良因素诱发皮肤的炎症反应，而进一步造成屏障功能的减弱，皮肤表面菌群失调，容易发生继发性的微生物感染，而以上环节形成闭环性的恶性循环，临床上就表现为皮肤的红斑、干燥、脱屑、皲裂、丘疹、渗出等多种症状，并伴有不同程度的瘙痒。

特应性皮炎在不同的年龄阶段，具有不同的临床特点。婴儿期通常发病较早，出生后2周左右就可以发病，可以呈干燥型或渗出型，均呈现湿疹样的表现，初期表现为面颊部红斑，在红斑的基础上出现针头大的丘疹、丘疱疹，密集成片，摩擦后糜烂、渗液结痂，而且都伴有剧烈的瘙痒。儿童期发病率较高，表现为湿疹型或痒疹型，皮疹常常累及四肢屈侧或伸侧，特别是肘窝和腘窝，也见于面颈部。由于反复搔抓，抓痕明显并伴有苔藓化，还会伴有毛囊角化、干皮症、眶周黑晕、苍白面容等特殊表现。儿童期有部分患者可以痊愈，也可能会迁延不愈而至青少年期及成人期。

成人的特应性皮炎临床最主要特点就是剧痒，可因过冷或过热、出汗、情绪变化、衣物的接触等诱发或加重。皮疹好发于四肢关节屈侧、躯干部位。常表现为限局性苔藓化，泛发性干燥性丘疹、抓痕、血痂和色素沉着等，成年特应性皮炎皮疹表现多样，慢性复发性手足部皮炎是成年特应性患者的临床表现之一。成年特应性皮炎可以从儿童期发展而来，也可以直接发生。而老年性特应性皮炎常常表现为慢性湿疹和痒疹等形态，少数患者程度较重，个别患者有发展为红皮病的倾向。

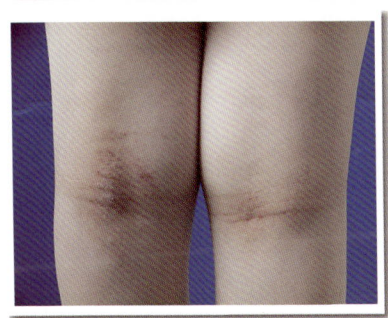

特应性皮炎腘窝处皮损

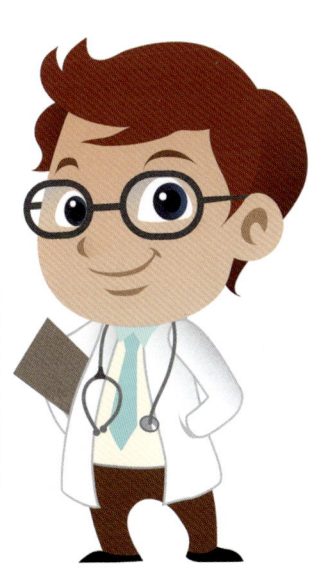

36. 老年人也会患特应性皮炎吗？

特应性皮炎最好发的人群是婴幼儿和儿童。但现在临床上已经观察到，越来越多的成年人和老年人也会发病，其中老年患者的临床特征跟其他年龄阶段的皮损表现形式并不一样。首先，老年人罹患特应性皮炎可以是既往病情反复发作、迁延不愈而致，也可以是既往未发作过的新发皮肤疾病。不论哪种情况，皮疹均表现为典型的慢性湿疹特征，由于老年人皮肤本身就比较干燥，使得本身就瘙痒的皮损雪上加霜，更加瘙痒难忍，搔抓刺激后很容易出现苔藓样变，甚至诱发红皮病。同时，皮损还常常呈痒疹样，久治不愈。其次，老年人的皮肤衰老性萎缩，皮肤厚度变薄，血管脆性也增加，所以搔抓后非常容易发生局部的毛细血管破裂，出现皮下瘀点或瘀斑。最后，老年人的皮肤屏障功能进一步弱化，不能抵御外界的各种刺激，搔抓后更易发生继发性的微生物感染，如毛囊炎、疖、痈，或体癣等。以上这些特征跟年轻患者有很大的区别，值得重视。

特应性皮炎的基础治疗强调保湿和屏障功能的恢复，对于老年特应性皮炎，由于其皮肤功能老龄化的特殊性，这方面更应该加强，尤其是大部分老年人并没有涂保湿产品的生活习惯，经常还会有一些护理上的误区，如喜欢用热水烫洗，觉得烫一烫会缓解瘙痒，瞬间很舒服，殊不知这无异于饮鸩止渴，当时的热水刺激使得皮肤感觉神经瞬间阈值上升，似乎当时没那么痒了，但是热水烫洗会让皮肤水分流失更多，更加干燥。同时，很多老年人喜欢用肥皂洗澡，觉得这样洗得干净，碱性成分的沐浴产品让皮肤表面的酸碱度上升，刺激性也更强，这就更加加重了屏障功能的障碍。所以一定要对老年患者群体做好生活细节的教育，如洗澡时不要用热水烫洗，水温适宜就好，沐浴产品尽量选择弱酸性无刺激的，洗澡后或每天养成涂保湿霜的习惯，给干燥的皮肤及皮损处以足够的外源性滋润，帮助皮肤屏障功能的修复。健康的生活习惯能够对治疗起到很好的辅助效果，事半功倍。对于老年特应性皮炎的药物治疗，需注意药物的强度、剂量和疗程要足够。另外，老年患者的苔藓化和痒疹的皮损相对较厚，需要时可结合窄谱中波紫外线（NB-UVB）和长波紫外线（UVA1）进行治疗。

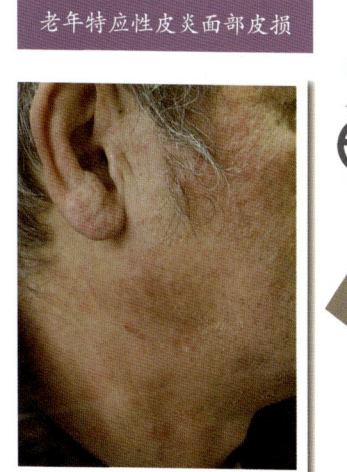

老年特应性皮炎面部皮损

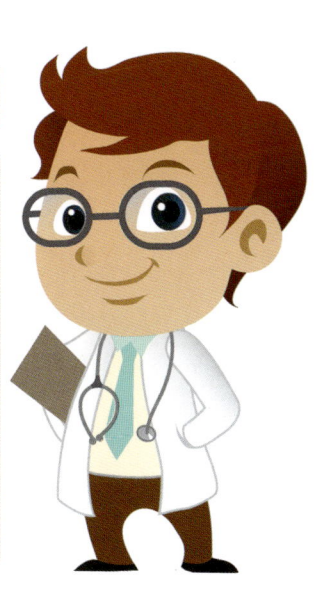

37. 特应性皮炎能治好吗？

这是一个特应性皮炎患者经常关心的问题。特应性皮炎是一个慢性复发性的炎症性皮肤病，病程缓慢，但是部分患者的皮损还是可以完全治愈的，相当一部分患者的病症也是可以完全缓解的。一方面，由于积极治疗和护理，以及病情的自然转归，皮损可以完全消失。很多儿童阶段的特应性皮炎早期病情较重，皮损明显，反复治疗并未达到理想的效果。到了青春期后，病症可能会自然好转而不再复发。另一方面，针对特应性皮炎已经有了明确的阶梯治疗方案，一些系统用药、外用药、光疗等都有确切的疗效。对于特应性皮炎的治疗，一般会按照阶梯式的治疗方案开展相应的治疗。患者瘙痒症状轻微，皮疹散在且表现不明显，被评价为轻度特应性皮炎时，仅仅需要润肤制剂和外用药的治疗就可以有效控制症状，可以选择糖皮质激素类制剂、钙调磷酸酶抑制剂，有感染时可以加用抗生素制剂等。皮疹较多且瘙痒明显的中重度患者则需要系统用药、辅助光疗和外用药相结合。系统用药主要以各种抗组胺药、糖皮质激素，必要时也可以应用免疫抑制剂进行治疗。紫外线光疗适合12岁以上对紫外线光无过敏的人群。

中重度特应性皮炎如果经过系统治疗疗效不满意，或者对免疫抑制剂及紫外线光疗不耐受，或者有些患者的皮损主要集中在头面部、上肢手背等暴露部位，由于严重影响社交，也可以尝试首选生物制剂治疗。随着生物制剂的面世，生物制剂不但能有效控制瘙痒症状，甚至可以达到很好的皮损清除效果，并长久维持疗效。生物制剂主要针对疾病致病过程中的关键性炎症性细胞因子进行靶向抑制,如IL-4、IL-13,从而阻断炎症反应的过程,使皮损大部分或完全清除干净。随着疗程的深入和维持,可以使病症长期不复发,在药物治疗的过程中,系统副作用发生率非常低,这一点较传统的免疫抑制剂具有非常大的优势。

值得注意的是,生物制剂虽然对大部分患者的疗效比较满意,但绝对不是万能的,也并不适用于所有患者,尤其对婴幼儿,目前还缺乏足够的临床证据。在用药期间,要严密观察药物可能发生的副作用,并按照医嘱正确用药。在选择使用生物制剂前,患者应和医生进行充分的沟通。

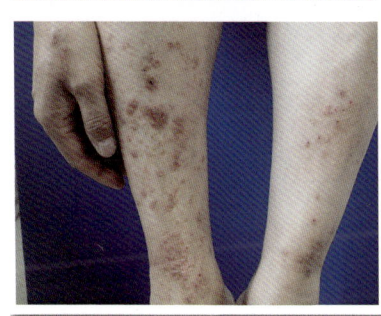

特应性皮炎痒疹样皮损

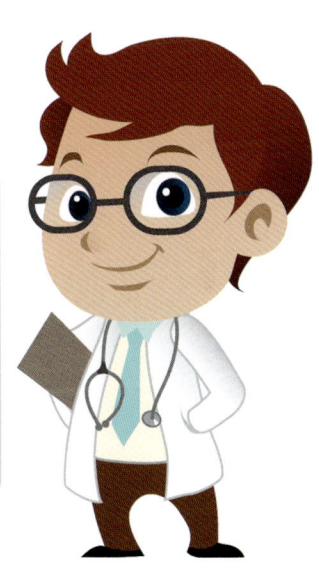

38. 治疗特应性皮炎为什么要用抗生素制剂？

特应性皮炎属于过敏性皮肤疾病，医生在开具处方时有时会加用少量抗生素制剂。是医生用错药了吗？

医生没有开错处方。因为特应性皮炎的发病、复发以及病情加重与很多因素相关，其中也包括皮肤表面的继发性细菌感染。正常人的皮肤表面有很多细菌的菌群寄生着，平时与我们的皮肤和平共处，保持着动态平衡，并不会致病。一旦出现引发皮肤屏障的功能障碍或菌群失调等的情况，原有不致病的细菌就会产生局部的感染。

特应性皮炎的患者皮肤本身存在先天性的屏障功能障碍，因此就会给细菌等微生物提供继发感染的机会。同时，特应性皮炎的皮损呈多形性，可以表现为局部的红斑、鳞屑、丘疹、渗出等，而急性炎症阶段组织液的渗出又会给细菌提供良好的生存繁殖环境，更有利于细菌的大量繁殖，加重感染风险。

因此对特应性皮炎的治疗药物选择中，我们会根据皮损的实际情况适当选择外用的抗生素类制剂。一方面，针对明确的感染灶，提供有效的治疗，局部杀菌；另一方面，对于有感染倾向的皮损，如渗出性皮损，可以预防性地选择抗生素制剂，平衡菌群，杀灭优势菌，预防感染的进一步发生。

在抗生素的选择上，首选的药物应是针对革兰阳性菌特别是金葡菌有效者，除选择的药物差异外，不同状态的皮损选择药物的剂型也不相同。如果是干燥性的皮损，可以外用抗生素制剂，在皮损表面一天2次外涂，连用5到7天，视情况选择是否继续应用或调整用药；如果皮肤表面有明显的创面、破损或渗液，可以选择有抗菌功效的溶液进行清洗或湿敷,并配合辅助使用其他药物促进愈合,尽快修复皮肤的完整结构及屏障功能,在皮肤愈合的基础上,再酌情应用抗生素制剂。如果皮损处出现明确的红肿热痛等感染征象,可能需要配合短期的系统抗生素的使用。如果皮损局部免疫炎症反应较明显,还应同时使用抗炎制剂,主要是糖皮质激素类。选择单一成分或复方制剂取决于具体的发病部位和皮损性质。

特应性皮炎伴发毛囊炎

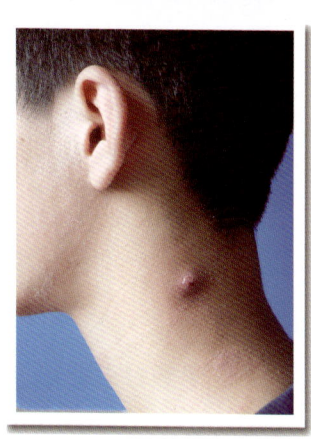

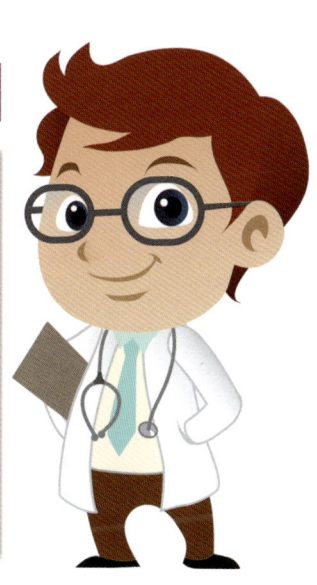

39. 治疗特应性皮炎为什么要用润肤霜？

特应性皮炎的特征性皮损之一就是干燥性的鳞屑，大部分患者都会伴有皮肤干燥以及由于皮肤干燥导致的剧烈瘙痒，进而不自主地去搔抓，加剧了原本就有障碍的皮肤屏障，后者进一步破坏和恶化，瘙痒也因此更加剧烈，如此反复，形成了恶性循环。因此，对于特应性皮炎最主要的护理措施就是要加强保湿。

皮肤屏障主要由角质层细胞以及表面的皮脂膜构成的。紧密连接的角质层细胞间存在着很多的基质成分，其中主要的成分是神经酰胺，是由角质细胞自身分泌的，这些成分就像水泥灰浆黏住砖块一样，将细胞牢牢地连接在一起，形成一堵砖墙保持着稳固的结构，不但阻止外界各种有害物质包括微生物的侵入，还能够保护皮肤内部的水分及营养物质不过度流失，维持动态平衡。而特应性皮炎的患者相较于正常人，其神经酰胺的含量明显降低。因此，角质细胞间不能维持稳固的结构，外界的大分子物质如大分子致敏原，或细菌、病毒等易于进入体内；另一方面，皮肤内部的水分也更容易通过松散的角质细胞之间流失，进而产生干燥、脱屑，屏障功能的减弱还会诱发免疫反应，出现局部的红斑、水肿、破溃等，引起瘙痒等症状。

除干燥性的皮肤是特应性皮炎最主要的特征外，皮肤表面的皮脂膜成分也会减少。这层皮脂膜主要由皮脂腺、汗腺的分泌物组成，包括类脂质、三酰甘油、磷脂、固醇脂等，这些生理性脂类物质的减少也会降低对角质层的保湿性。

为了保护皮肤屏障功能，减少皮肤干燥对皮肤的影响，特应性皮炎的患者在平时最重要的护理措施就是加强保湿,而最有效的方法就是给予外源性的润肤乳(霜)剂。所选择的产品最好能够含有生理性脂类成分,增加保湿性,帮助恢复屏障功能。同时降低香精、色素、防腐剂等辅料的种类,从而最大限度地减少这些成分的致敏性。外源性的润肤产品应该每天按需涂抹,有的人没有养成习惯,直到皮肤非常干燥甚至已经明显起皮了才想起来涂抹,这是于事无补的。对于患者来说,应该坚持每天涂抹,而且要大量涂抹,最大限度地增加其滋润效果。每次沐浴结束后也要马上涂抹。记住哦,涂抹润肤产品是特应性皮炎最重要的基础治疗和护理要求。

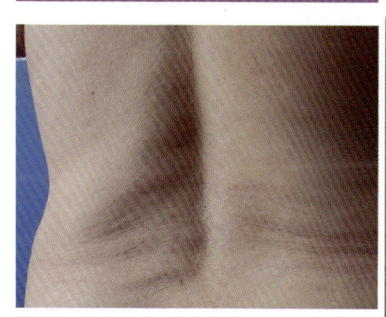

特应性皮炎干燥性皮肤

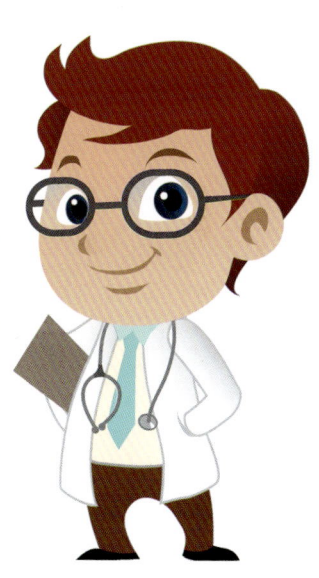

40. 治疗特应性皮炎为什么要用紫外线？

我们每天沐浴到的太阳光里含有紫外线。日常紫外线可以帮我们杀菌消炎，而在皮肤科，紫外线还可以通过不同的作用机制治疗许多皮肤疾病。紫外线根据波长分为三个波段：即长波段紫外线(UVA)，波长320～400 nm；中波段紫外线(UVB)，波长275～320 nm；短波段紫外线(UVC)，波长180～275 nm。紫外线光疗是一种皮肤科常用的物理疗法，针对一些炎症性皮肤病和存在皮肤免疫炎症反应的病症，如银屑病、白癜风、特应性皮炎、玫瑰糠疹、慢性湿疹、带状疱疹等，甚至T细胞型皮肤淋巴瘤开展治疗。

紫外线光疗法之所以对很多炎症性皮肤病有很确切的治疗效果，是因为紫外线具有促进皮肤组织修复、免疫调节、抗炎抗过敏等作用。特应性皮炎也是一种慢性炎症性皮肤疾病，紫外线可以通过诱导免疫耐受和皮肤内T细胞凋亡、抑制朗格汉斯细胞抗原递呈、增加角质层厚度、减低皮肤表面细菌定植等来发挥治疗作用。同时，紫外线光疗还可以抑制IL-12、IFN-γ及IL-8等介导的炎症反应，并选择性地减少皮损区T淋巴细胞释放的前炎症因子，诱导特应性皮炎皮损的T细胞凋亡，刺激角质形成细胞产生IL-10以抑制前炎症细胞因子，减少自然杀伤细胞（NK细胞）活性和淋巴组织增生，从而达到治疗特应性皮炎的良好疗效。由此看来，紫外线光疗治疗特应性皮炎是有很大的作用啦。

紫外线光疗治疗特应性皮炎相对比较安全。现在的紫外线光疗选用的光谱很窄，从疗效和安全性考虑，窄谱UVB和UVA1照射是治疗特应性皮炎光疗的首选。

紫外线光疗也不是适用于所有特应性皮炎的患者，只有在局部皮损明显与抗炎治疗无效,或是作为中重度特应性皮炎的辅助治疗时才选择这一方法。另外,照光过程中,还要注意患者对照射波段的光波有没有敏感的情况,防止在治疗过程中发生光敏反应,在治疗前应进行确认。具体治疗参数需要根据患者的个体差异及皮损的特点来选择和调整。在治疗过程中,还应该做好其他部位皮肤的防晒工作,以免紫外线照射诱发正常皮肤的光相关反应,如局部红斑、色沉、光老化,甚至癌变等。紫外光疗主要用于12岁以上的青少年或成人,对于12岁以下的儿童,应严格控制。

(31~40问由徐楠撰写)

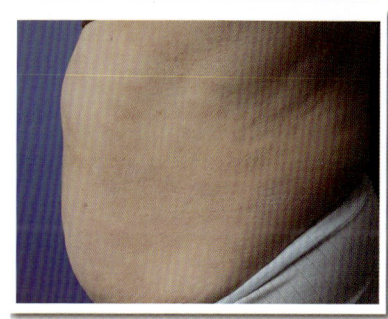

特应性皮炎腹部皮损

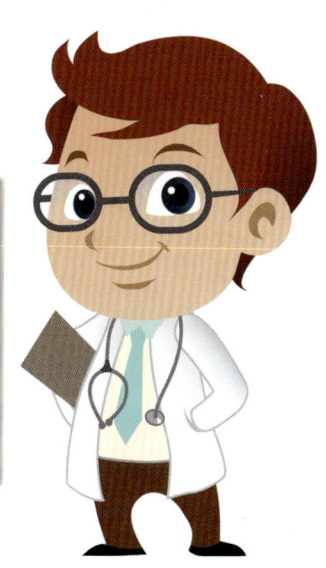

41. 治疗过敏性皮肤病为什么要选用抗组胺药物？

抗过敏药物是我们应对过敏性皮肤疾病的主要手段。对于已经受到过敏问题困扰的人群来说，可能多多少少对于抗过敏药有一些了解。很多人可能听说过，或者是在药品说明书上见过的一个词就是"抗组胺药"，那么什么是抗组胺药呢？有了皮肤过敏症状为什么要用抗组胺药？

抗组胺药，顾名思义，是具有对抗组胺功能的药物。那么什么是组胺呢？组胺旧称组织胺，英文名Histamine，是人体中的一种活性物质，存在于人体细胞主要是肥大细胞和嗜碱性粒细胞中，尤其是在皮肤、支气管黏膜、肺、胃黏膜和胃壁的肥大细胞中含量较高。当人体受到外界的某种因素刺激后，可引起肥大细胞释放组胺物质，与其他细胞上的组胺受体（因为组胺英文名的首字母为H，故又称H受体，还可以进一步分为H1受体和H2受体等）结合，产生各种各样的病理生理反应。这里我们以荨麻疹这个生活中常见的皮肤病来说明：

（1）组胺刺激神经末梢，激动中枢组胺受体，可引起痛和痒的感觉。患过荨麻疹的人是不是感受过风疹块的瘙痒？

（2）组胺加强心肌收缩力，提高心率，引起小动脉和小静脉扩张，使外周阻力降低。H1受体兴奋还引起毛细血管的通透性增加，水分渗出，可引起水肿甚至休克。这是有些荨麻疹患者觉得心慌、头晕、血压降低的原因；还有少数人可能会出现唇部水肿、甚至喉头水肿，需要送医院急救处理。

（3）组胺兴奋H1受体，使支气管平滑肌收缩，气道阻力增加，可引起呼吸困难。极少数的荨麻疹会出现胸闷气短、透不过气的症状。

（4）组胺激动胃壁细胞 H2 受体，增加胃酸分泌，还使胃蛋白酶分泌增加。兴奋胃肠平滑肌及子宫平滑肌，可导致痉挛性腹痛等症状。有些荨麻疹如伴有腹痛腹泻症状，不一定就是食物被细菌感染了，也可能是组胺作用导致的。

因此，抗组胺药就是要防止组胺给人体带来的不良反应，从而达到抗过敏作用。抗组胺药也分 H1 受体拮抗剂和 H2 受体拮抗剂两类，一般的抗组胺药物是指 H1 受体拮抗剂。根据投入临床应用的先后时间和药理作用的不同，又可以分为第一代抗组胺药和第二代抗组胺药。第一代抗组胺药有扑尔敏、苯海拉明、赛庚啶等，多属于短效的抗组胺药，且较易通过血脑屏障，往往存在一些嗜睡、镇静的副作用，一般在晚上服用以降低药物的不良反应。第二代抗组胺药为非镇静类，主要包括氯雷他定、西替利嗪、依巴斯汀等。第二代抗组胺药属于长效的抗组胺药，一般每天口服一次，副作用会更小一些，不易导致嗜睡，目前临床上比第一代抗组胺药更为常用。

药物性皮炎皮损

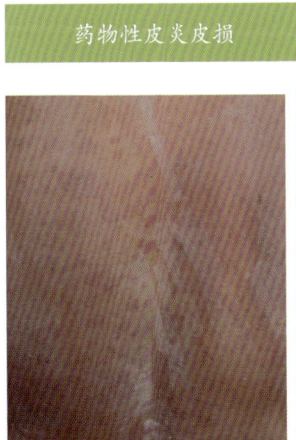

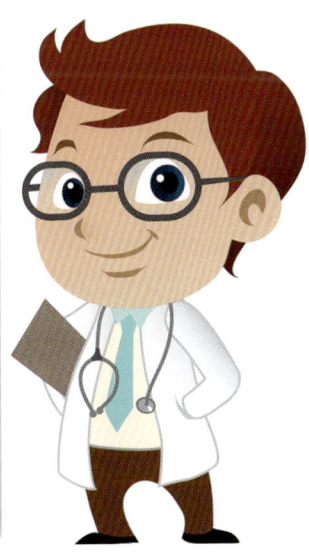

42. 抗过敏药就是抗组胺药吗？

有了过敏性皮肤疾病，一般都会选用抗组胺药物治疗，那么，抗组胺药是不是可以和抗过敏药画上等号了呢？

准确地说，抗组胺药不等于抗过敏药，抗组胺药属于抗过敏药的一部分。通常抗过敏药物主要包括四大类：第一大类就是抗组胺药；第二大类是肥大细胞膜稳定剂；第三大类是降低血管通透性的药物；第四大类是免疫抑制剂。这四类药物均有抗过敏的效果。我们已经大致熟悉抗组胺药物的作用了，现在再了解一下其他三类抗过敏药。

（1）肥大细胞膜稳定剂，也称为过敏反应介质阻滞剂。这类药物主要有色甘酸钠、酮替芬等，通过稳定人体的肥大细胞膜，从而抑制过敏介质的释放，以改善过敏的情况。如色甘酸钠作为一种抗过敏药物，可用于治疗过敏性哮喘、过敏性鼻炎、过敏性结膜炎等。酮替芬则既具有过敏反应介质阻滞作用，又有拮抗组胺 H1 受体的作用。可用于治疗过敏性哮喘、过敏性鼻炎以及各种过敏性皮肤疾病。

（2）钙剂。钙剂的抗过敏原理是能增加毛细血管的致密度，降低血管通透性，从而减少渗出，减轻或缓解过敏症状。钙剂常用于荨麻疹、血管性水肿、湿疹皮炎以及血清病等过敏性皮肤疾病的辅助治疗，起效迅速。要注意的是，钙剂静脉使用时需密切监测，不可过快推注，否则有引起心律失常甚至停搏的风险。钙剂也有口服制剂。

（3）免疫抑制剂。主要对机体免疫功能具有非特异性的抑制作用，对各型过敏反应均有效，但副作用较抗组胺药为大。需要使用时应以科学合理为原则，注意各种药物的禁忌证和不良反应。

如果把过敏性疾病的产生比作一个潘多拉魔盒的话，那么组胺从某种程度上说，就是打开魔盒、引发一系列过敏反应的钥匙。进入体内的过敏原主要影响了肥大细胞膜，肥大细胞膜释放组胺，组胺又作用于人体各个靶器官细胞的组胺受体，产生多种病理反应。抗组胺药的应用，拮抗了组胺发挥生物学活性，相当于封掉了魔盒的钥匙孔，是直接针对发病的环节靶点起到作用。肥大细胞膜稳定剂抑制了肥大细胞对于组胺和其他炎性介质的释放，相当于减少了钥匙的来源，但是对已经出现的钥匙不能克制。其需要服用一段时间才能见到效果，所以在过敏的急性发作期难免独木难支。钙剂作为辅助治疗，在过敏反应已经出现的情况下使用，能减少过敏的严重程度。相当于魔盒已被打开，过敏区域水漫金山，一片狼藉，请钙剂帮忙来清理现场以减轻损失。如果这三类药物都不能控制病情，就需要免疫抑制剂上阵了。好比魔盒打开造成的事故，需要全方位无差异化的停水停电停业，进行内部维修了。总之，各类抗过敏药都有其特点功能，有其应用的范围和指征。

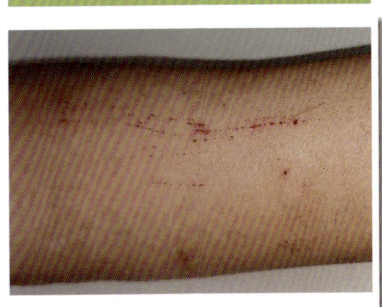

抓痕血痂皮损

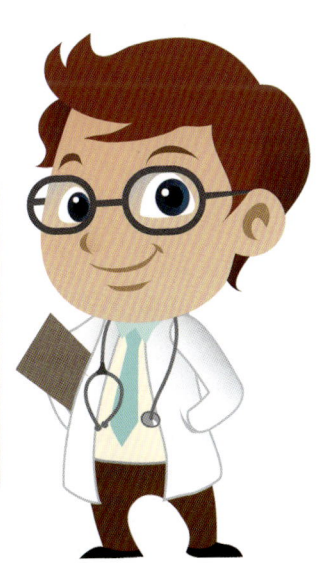

43. 怎样选择抗组胺药物？

对于不同类型的皮肤过敏，应该如何选择具体的抗组胺药呢？发病情况不同，比如年龄不同、职业不同、患者身体状态不同等，抗组胺药物的选择也应有所不同。

首先，根据皮肤过敏的状态来选择，比如在皮疹尚未出现、在组胺从细胞内释放之前用药效果更佳，可以阻止病症的发作，这在荨麻疹治疗中尤为重要，需要在风团发作之前服用抗组胺药物。第二代抗组胺药物起效快，作用可持续24小时以上，临床上使用较为广泛。第一代抗组胺药亲脂性强，容易透过血脑屏障，引起嗜睡、口干、厌食、头晕等，对于需要高度集中工作、学习的患者不宜选择。皮肤过敏伴有明显瘙痒的患者，在单纯使用第二代抗组胺治疗效果不明显时，可联合使用第一代抗组胺药物。一般早上使用第二代抗组胺药，晚上使用第一代抗组胺药。这样不仅可以提高疗效，还能做到白天不瞌睡，正常学习和工作，晚上能有良好的睡眠。

其次，还要结合患者的具体病情并综合全身情况，来选择药物。

关于儿童用药。第二代抗组胺药在治疗儿童过敏性皮肤疾病、缓解临床症状方面具有确切的效果，其安全性同样优于第一代抗组胺药，且嗜睡作用少，临床使用较为广泛。少数第一代抗组胺药可用于2岁以下婴幼儿，目前为止氯苯那敏仍是常用的第一代抗组胺药。

关于特殊时期的用药。比如对孕妇及哺乳期的用药要特别谨慎。在妊娠早期尽量不用任何抗组胺药，极个别必需抗组胺药治疗者，在医生全面衡量皮肤过敏状态、全身状况，并充分评估利弊后方可使用。

对于老年患者,在抗组胺药物选择时,要考虑到老年患者各种脏器功能有所减退,同时多合并有前列腺肥大、青光眼、冠心病、高血压等各类疾病的实际情况,谨慎选择合适的药物和剂量。应用无抗胆碱作用或抗胆碱作用轻微的药物,如酮替芬、桂利嗪、氯雷他定等。对有心脏问题的患者应尽量使用无心脏不良反应的药物。同时,清除缓慢、主要以原形从肾脏排泄的药物应慎用,如西替利嗪、阿伐斯汀等,以防药物在体内蓄积。

若需长期使用抗组胺药物,可采用交替使用、轮换使用或两种联合使用等方式。同时使用两种以上抗组胺药物加强疗效时,应尽可能选择不同结构的药物以减少不良反应的发生。用药剂量应以控制症状为度,病程较长的,见效后渐减量维持,待病情完全控制后再服一段时间以减少复发。

总之,要根据患者年龄、过敏状态及其程度、身体状况、职业因素等综合评估,合理选择抗组胺药,既有效治疗疾病,又保证用药的安全。

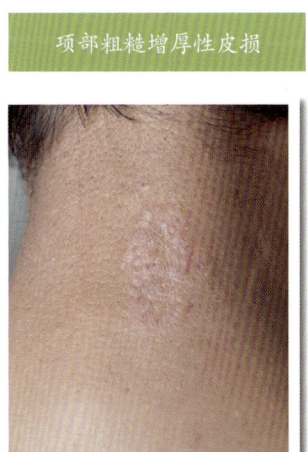

项部粗糙增厚性皮损

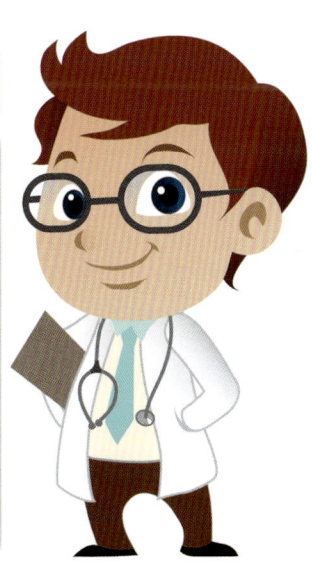

44. 使用抗组胺药物应注意哪些问题？

众所周知，抗组胺药物能够有效地治疗过敏性皮肤疾病，这类药物一般毒性低、排泄快、蓄积少，用药比较安全。即使如此，使用时仍然会有一定的不良反应，尤其是第一代抗组胺药。因此，在用药时需要多加注意。

首先，抗组胺药物对中枢神经系统有抑制作用，即镇静作用，患者服药后可表现为轻度的头昏、乏力、嗜睡、注意力下降、认知能力降低等，几乎所有的第一代抗组胺药均有此类不良反应，尤以羟嗪、赛庚啶和苯海拉明为显著。部分第二代抗组胺药如西替利嗪等也有轻微的镇静作用。当然镇静作用的有无和强弱还与个体差异有关。在使用这一类药物期间，最好不要开车、不要从事高空作业以及精细的工作等。为了减轻或缓解抗组胺药物的中枢抑制性不良反应，建议在晚上睡觉前使用这一类药物为宜。

其次，抗组胺药物有抗胆碱作用，使用过程中患者会表现出口干、心悸、视力模糊、排尿困难等。因此，抗组胺药物慎用或禁用于青光眼和前列腺肥大的患者。胃肠道不良反应表现为口苦、恶心、呕吐、腹痛、腹泻及便秘，但一般程度轻，多可耐受，如果有胃肠功能不好的患者建议饭后服药，以减少对胃肠道的刺激。

再次，抗组胺药，尤其是第二代抗组胺药物对心脏也有一定的毒副作用，如特非那丁、阿司咪唑可致人Q-T间期延长，可引起室上性心动过速等不同类型的心律失常，严重者甚至导致心脏骤停，这两种药物目前临床上已不怎么使用。心脏的不良反应也见于抗组胺药加大剂量（为正常量3～4倍）服用、患者原有心肝疾患和低钾等。与大环内酯类抗生素（如红霉素、阿奇霉素）、唑类抗真菌药（如伊曲康唑、氟康唑）一同服用时，可以使血药浓度升高，阻滞心肌细胞K^+通道，更加重引起室性心律失常甚至猝死，但发生率很低。

最后，使用抗组胺药物时不要擅自加大剂量，剂量过大更容易对中枢神经系统产生抑制，影响到人的正常生活。也切勿与酒精或其他镇静性药物同时使用，以免加强药物间的镇静作用。

你相信吗？抗组胺药物不仅有抗过敏作用，其本身还可能导致过敏反应的发生，这个情况极为少见。在选择抗组胺药物时也要询问患者既往的药物过敏史，避免使用有过敏史的抗组胺药物，特别要注意同类化学结构的抗组胺药，以免发生交叉过敏反应。

总之，在选择抗组胺药治疗过敏性皮肤疾病时，既要掌握好各类药物的适应证，同时也要注意药物的禁忌证和不良反应，以确保用药安全。

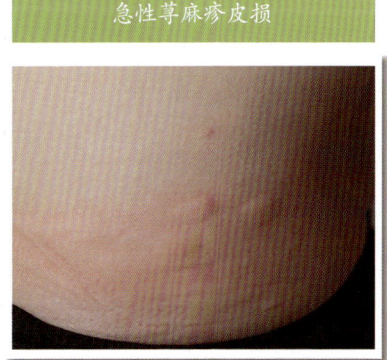

急性荨麻疹皮损

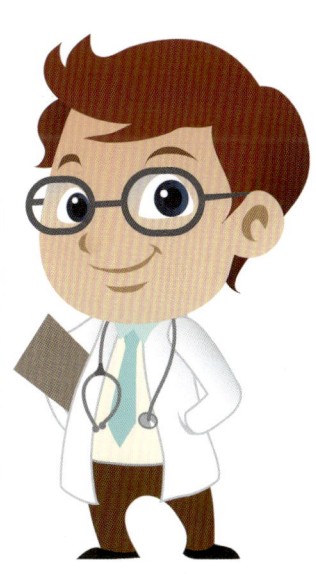

45. 治疗过敏性皮肤病为什么要选用激素类药物？

过敏性皮肤病是皮肤科最常见的一类疾病，有的发病很急；有的则是慢性反复发作，但不管是哪种过敏性皮肤疾病，常常会看到皮肤科医生开处方时，给患者开一些激素类外用药物，比如艾洛松、地塞米松等，部分患者看到"激素"类字眼，甚是恐惧，怕用了激素后肥胖、依赖等，甚至直接拒绝使用。既然在患者的心目中激素有那么多的副作用，那过敏性皮肤病的治疗为什么要选用激素呢？

其实，激素是皮肤科最常使用的药物之一，可以说是皮肤科医生的一大法宝，甚至皮肤科有个外号叫"激素科"，因为激素具有超强的抗炎抗过敏作用，激素类药物能迅速减轻皮肤炎症，对各种皮肤过敏均有效，其他抗炎抗过敏药物与之无法相提并论。

既然激素类药物如此有效，是不是可以随意使用呢？答案是否定的。激素使用的适应证、剂量大小、给药途径和用后注意事项都要特别注意。激素常用的方法有外用、口服、肌肉注射及静脉点滴等。不同的过敏性皮肤疾病其用药途径的选择也不同，如湿疹皮炎类的皮肤病，皮疹比较局限稳定的以外用药为主，可以快速缓解患者的皮疹瘙痒。外用激素时要注意面部和皱褶部位禁用强效激素，使用时间不宜过久；儿童应用时使用面积不宜过大，防止全身吸收；感染部位禁止单独使用激素类药物；使用封包治疗时特别注意药物的全身吸收等。

皮疹相对比较重、范围较广的，估计单纯抗组胺类药物难以控制病症的情况下，如没有激素使用的禁忌证，可以加用糖皮质激素口服，这样，使患者的皮疹和瘙痒能够较快的缓解。

肌肉注射主要用于皮肤的急性过敏，如急性重症荨麻疹、接触性皮炎及重度药物过敏等，危及生命的过敏性休克和重度药物过敏的，还需要静脉用药，且应尽早使用激素。系统使用激素常常需要在病情好转后逐渐降低剂量，不宜突然停药，以防病情反复。

另外，还有一种激素的治疗方法叫皮损内注射，就是直接将药物注射到皮损部位，疗效较快；药物绕过厚厚的角质屏障，避免表皮萎缩；病变区域药物浓度高，疗效持久，主要用于慢性湿疹和结节性痒疹等导致的皮肤肥厚，一般涂药无法达到深层皮肤的患者。

激素是治疗过敏性皮肤病非常好的药物，可以迅速地控制病情。但是激素必须在医生的指导下使用，也不能够长期使用，更不能滥用。有些患者觉得激素是"神药"，一发就涂，一涂就好，长期涂，涂出激素依赖性皮炎，这是不可取的。因此激素是一把双刃剑，科学合理地使用才是正确的。

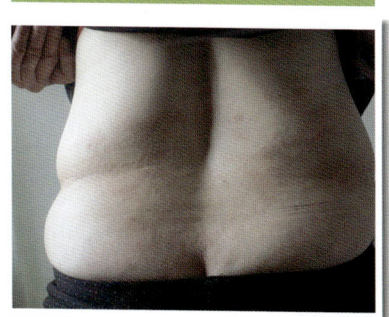

背部红斑丘疹损害

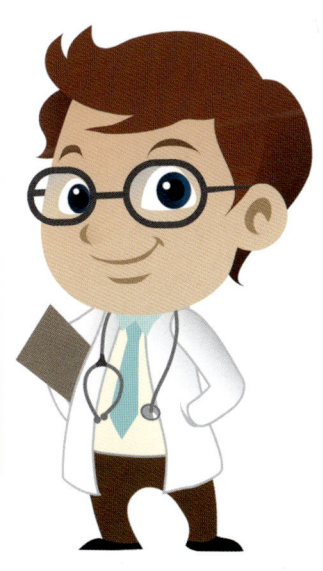

46. 怎样选择外用激素制剂？

糖皮质激素外用药俗称"激素药膏"，是皮肤科经常使用的外用药。它在皮肤科有着广泛的用途，可以治疗湿疹、皮炎、药物过敏等过敏性皮肤病。药名中往往带有"复方"或"松"的药膏大多含有激素成分，比如说复方咪康唑软膏、复方酮康唑软膏、派瑞松、糠酸莫米松乳膏等。当然也有些激素药膏没有这样明显的特点，如地奈德乳膏、丙酸氯倍他索乳膏等。激素药膏有强弱效之分，从弱到强分为弱效、中效、强效、超强效等。

自从20世纪50年代开始，"激素药膏"就成了外用治疗皮肤病的主要药物，它起效快，疗效好，使用广泛。但是，如何选择外用激素制剂？药水好还是药膏好？外用激素该用多长时间？诸多问题不时困惑着患者，面对众多的外用激素药膏时，常常不知如何选择。

的确，在选择激素制剂时需要考虑许多的因素，比如患者的疾病种类、皮损的严重程度、病程长短等。一般而言，轻度皮疹选择弱效或中效激素药膏；中重度皮疹选择中效或强效激素药膏；肥厚性皮疹可选择强效或超强效激素药膏；病情控制、症状减轻后强效激素制剂可换为弱效激素药膏。除此之外还应考虑皮疹的部位、范围，患者的年龄、性别等因素。面部用药要谨慎，不建议使用强效激素，可以短期使用中效或弱效外用激素，一般中弱效激素连续使用不能超过2周。具体选择那种强度的药膏和使用时间要看皮损的具体情况。对于身体皱褶或薄弱部位不宜选用强效制剂，比如阴囊或乳房，以免引起这些部位的萎缩和毛细血管扩张等；掌跖部位的皮疹因为角质层很厚，可选择强效或超强效类型。儿童的皮肤较薄，药物透皮吸收率较高，所以儿童应选择不含氟、不良反应少的弱效或中效的激素药膏。孕妇使用激素药膏应该考虑到对胎儿的影响，应谨慎使用。

近几年，随着大众医学知识的普及，以及部分激素药膏在药店需要处方才能购买，使得因滥用激素药膏导致的激素依赖性皮炎发病大为减少。患了过敏性皮肤病，先要找专业的医生明确诊断，根据医生的指导，选择应用合适的激素药膏，严格按照医嘱，以防不良反应的发生。

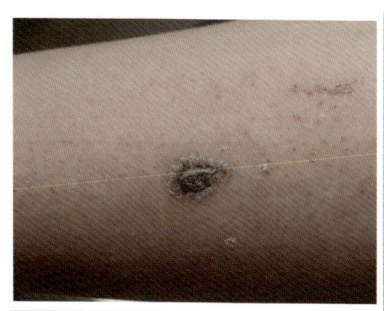

外伤周边皮损及抓痕血痂

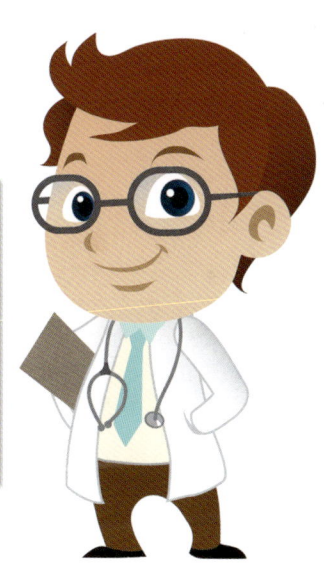

47. 外用激素制剂有什么副作用？

一部分患者在医生开具处方时，会提醒医生不要给自己开激素制剂，对外用激素充满了担心。其实这是他们对外用激素制剂的认识走入了误区。激素制剂外用对很多皮肤病都有比较好的疗效，尤其是对于过敏性皮肤疾病效果更加明显。也有一些患者把激素当成治疗过敏性皮肤病的"万能药"，随意购买与使用，只要身上出现皮疹，尤其是面部的皮疹，也不清楚是否适合，就使用含有激素的药物外涂，结果却诱发了令人烦恼的并发症。

门诊也经常遇到有患者因为腹股沟有红斑瘙痒性皮疹，自行外用激素药膏，结果不但没有好转，反而皮疹面积越来越大，瘙痒症状更加剧烈，这时才到医院就诊，被诊断为"股癣"。股癣是真菌感染，需要用抗真菌制剂治疗的，用了激素制剂反而会加重病情。另外有些皮肤细菌感染如毛囊炎，外用了这类药物不但无效，还会使局部抵抗力降低，令病情加重。

目前还不存在没有任何副作用的激素类药物。在激素药膏使用不当的情况下，会引起皮肤的色素减退，如：擦药部位出现片状白斑；毛细血管扩张，看上去就是红红的细小血丝；还会引起毛囊炎等。因此，激素制剂需要在医生的指导下使用，尤其是皮肤较薄弱部位如面部、乳房等处，尽可能不用或是短期应用弱效激素药膏；还有腋下、外生殖器等皮肤结构特殊部位，对激素吸收较强，也要注意用药强度和时长。

除了上述副作用外，长期外用可能导致擦药部位多毛、皮肤萎缩像薄薄的皱纹纸，并增加一些致病微生物感染的机会等，如果能正确使用激素制剂，可以很大程度地减少这些副作用的出现。因此,千万不要自行乱用或滥用!

外用糖皮质激素的系统不良反应较为少见。如果大面积或者长时间应用时,需要注意患者的血压、血糖和钙流失的情况等,在使用药物期间,建议1～2周到医院复诊,以便及时得到医生指导。

当然,不要因为外用糖皮质激素制剂有一定的副作用而完全将其拒绝。它具有抗炎、抗过敏等功效,有着其他药物不可替代的临床作用。

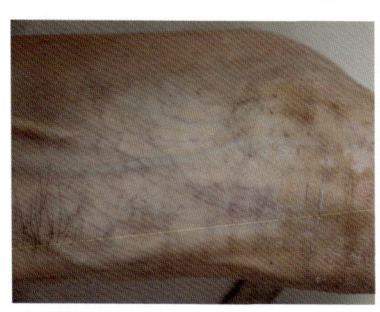

激素性皮肤萎缩

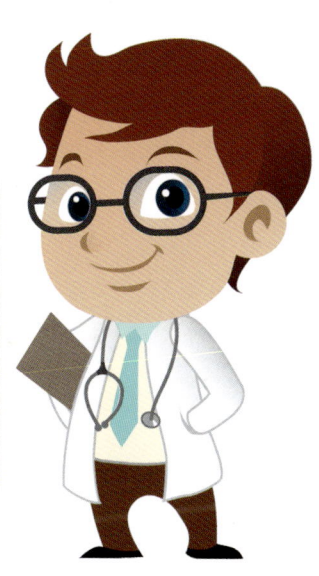

48. 如何合理地系统使用激素？

激素一般是指糖皮质激素，这种来源于人体内部的物质具有神奇的功效，关键时候可以救命。临床上有很多重症过敏性皮肤病都需要激素对症治疗。激素强大的抗炎、抗休克及抑制免疫的作用，还是让很多患者得到了益处。皮肤科使用激素治疗以外用为主，有时也会系统使用。系统使用一般是指口服、肌肉注射或静脉点滴，通过血液系统吸收后起作用，临床上常用的激素有泼尼松（强的松）、甲泼尼龙、氢化可的松、地塞米松等。如何正确地系统使用激素治疗过敏性皮肤病，其中确实大有学问。

激素使用的基本原则是：使用激素系统治疗之前，要衡量过敏性皮肤病使用激素治疗的作用与潜在不良反应。大部分过敏性皮肤病是有一个疾病的过程，部分表现为慢性反复发作，我们决不能为了追求快速的疗效而忽略激素的多种不良反应，要谨慎使用。对部分危及生命的过敏性皮肤病，如过敏性休克、重症药物过敏、急性重症荨麻疹等，必须快速足量地系统使用激素治疗来挽救患者生命，解除病痛。

在激素剂量和使用方法的选择上也很有讲究，一般会根据患者的病种及轻重程度，选择合适的剂量和给药途径。比如对危及生命的过敏性休克或急性重症荨麻疹伴喉头水肿等，要使用大剂量激素静脉给药使患者顺利度过危险期，常用的有地塞米松或甲泼尼龙等。一般病情稳定皮疹广泛的过敏性皮肤病，如泛发性湿疹、接触性皮炎等，常常选择中小剂量的激素口服治疗，如强的松 10 mg，每日 3 次，控制症状后需逐渐减量至完全缓解。

激素作为一把"双刃剑"，系统使用激素要注意对患者本身疾病的影响,尤其是老年患者伴有高血压、糖尿病、骨质疏松等,有时会使原有疾病加重;同时激素还有停药反应,较长时间使用激素的患者,如果贸然减量或突然停药,患者有可能会出现反跳现象,可以使原来的疾病复发或者加重,另外一些肾上腺皮质萎缩或者肾功能不全的人,长期使用激素后如果突然停药,患者也会出现相应的停药反应,轻者会出现乏力、食欲减退、精神萎靡,严重时可引起患者肾上腺皮质危象。

使用激素治疗疾病,想要完全避免毒副作用是不可能的,往往需要根据治疗的目的来调整激素的使用剂量,根据病情的轻重选择是长期或短期使用。激素系统治疗的效果取决于使用的剂量及时间,一般情况下,短时间的使用激素对患者的身体影响不大,如果需要长期大量的使用,一定要在医生的指导下用药。激素使用利与弊的结果如何,取决于医生的合理选择,同时也需要患者的配合,也就是常说的患者的依从性要好,不能治疗过程中贸然停药,更不能自行选择激素。

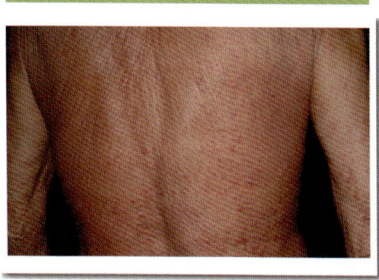

背部密集性红色丘疹

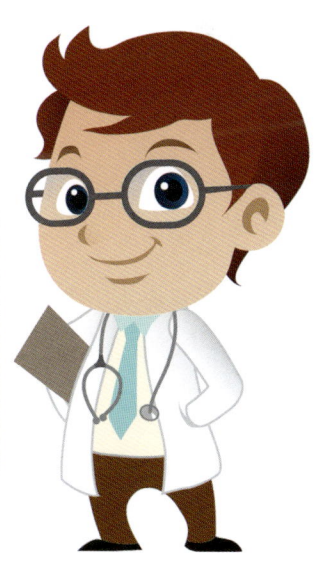

49. 我的皮肤过敏了，医生为什么不肯给我输液？

在皮肤科门诊，医生经常会遇到皮肤过敏的患者要求输液，认为输液可以快点减轻瘙痒难耐的症状，而医生常常不会满足患者的请求。为什么医生不肯轻易给患者输液呢？

患者口中的输液是指静脉滴注激素类药物，患者认为滴注激素可以快速有效的治疗皮肤过敏。但是，输液本身会带来输液反应风险等不适情况，而且皮肤过敏反应在多数情况下症状较轻，一般抗过敏药物口服结合外用药物即可控制过敏症状和皮疹，不必加用糖皮质激素。如果随意静脉滴注激素，会对人体产生不少的副作用，损害人体健康。这里让我们一起来了解一下静脉滴注激素的副作用。

（1）使用大剂量的激素，可以引起水、盐、糖、蛋白质及脂肪代谢紊乱，表现为向心型肥胖、满月面容、多毛、无力、低血钾、水肿、高血压、糖尿病等，临床上称之为库欣综合征。这些症状可以不做特殊治疗，停药后一般会自行逐渐消退，数月或较长时间后可恢复正常。因此，有高血压、动脉硬化、肾功能不全及糖尿病的患者要慎重应用静脉滴注激素，必要时可配用降压、降糖药物，并给予低盐、低糖、高蛋白饮食及补钾等对症治疗。

（2）诱发或加重感染：激素有抗炎作用，但没有抗菌作用，并且能降低机体抗感染能力，使机体的抗病能力下降，有利于细菌生长、繁殖和扩散。因此，大剂量应用激素可诱发感染或使机体内潜在的感染灶扩大或扩散，还可使原来静止的结核灶扩散。在用药过程中应注意病情的变化及是否有诱发感染现象，同时给予抗感染治疗。

（3）诱发或加重消化道溃疡：激素除妨碍组织修复、延缓组织愈合外，还可使胃酸及胃蛋白酶分泌增多，又能减少胃黏液分泌，降低胃黏膜的抵抗力，可诱发或加重胃、十二指肠溃疡出血，甚至造成消化道穿孔，在临床上因大剂量使用激素导致消化道出血的病例并不鲜见。

（4）神经症状：可发生激动、失眠，个别患者可诱发精神病，原有癫痫者可诱发癫痫发作。所以，有精神病倾向的患者、精神病患者及癫痫者应禁用。

（5）停药反跳现象：大量应用激素类药物，症状基本控制时，若减量太快或突然停药，原来症状可很快出现或加重，此种现象称为反跳现象。这是因患者对激素产生依赖作用或症状尚未完全被控制所致。一般大剂量静脉滴注激素时，待症状控制后要缓慢减量。

激素具有超强的抗炎、抗过敏、抗休克和免疫抑制等作用，严重的皮肤过敏肯定需要加用激素，并经静脉系统用药。但是考虑到激素的副作用较大，一般性皮肤过敏只是一个短暂的疾病过程，所以不是严重的过敏反应，不要静脉用激素。医生一般会根据皮肤过敏的轻重采用不同的药物治疗，如果存在严重的过敏反应，这时候医生会选择使用糖皮质激素静脉滴注治疗的。

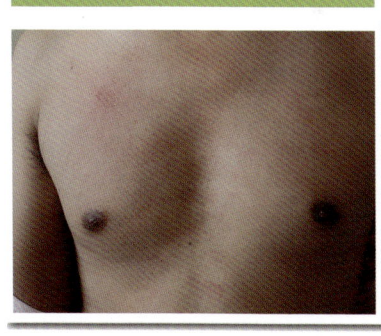

银杏皮炎皮损

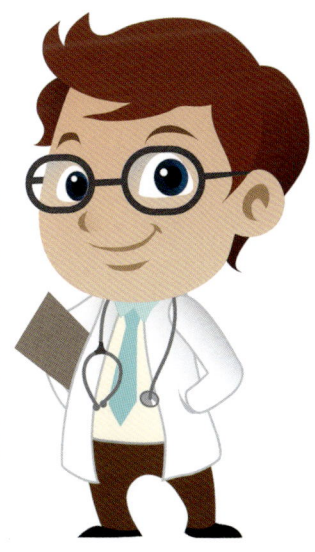

50. 治疗皮肤过敏还有什么好方法？

皮肤过敏反应发生后，除了引起皮肤瘙痒和皮肤上的皮疹外，也会引起呼吸道和胃肠道的症状，有的较轻，有的则症状很严重。症状轻重不同，选择的治疗方案也不相同。皮肤过敏的治疗方法很多，包括外用、内服和静脉药物等，那么你听说过用物理治疗的方法来治疗皮肤过敏反应引起的皮疹吗？

物理疗法（简称理疗），就是利用声、光、电、热和水等各种物理因子来治疗皮肤疾病的方法。物理治疗分为自然物理因素疗法和人工物理因素疗法。应用自然物理因子治病的有日光浴、空气浴、温泉浴、海水浴、泥疗等；人工物理因子治病的方法有电疗、光疗、磁疗、机械方法等。

皮肤过敏使用物理性治疗可以获得一定的治疗效果，不过在皮肤过敏方面，物理治疗方法应用的不是很多，疗效因人而异，但以下的这些方法对患者具有一定的临床疗效，患者可以多一种选择哦。

（1）水疗：它是利用水的温度和清洁作用，以及加入水中药物的作用而起到治疗皮肤过敏的效用。常用的有淀粉浴、人工海水浴、矿泉浴及中药浴等，但年老体弱和有严重心脑血管疾病患者不宜用热水浴，水浴后应及时外涂润肤剂。

（2）紫外线疗法：用于治疗的人工紫外线主要是 UVB 和 UVA，可加速血液循环、改善代谢、镇痛、止痒和杀菌等作用，作为治疗皮肤病的重要手段已广泛应用于临床，在过敏性皮肤病方面如湿疹、特应性皮炎等多种慢性、难治性或复发性皮肤病均具有良好的疗效，对于因心、肝、肾等重要脏器功能不全而不宜接受系统药物治疗的患者更显其优越性。紫外线照射时注意眼睛防护,光敏感者禁用紫外线照射。

(3)冷冻:冷冻治疗是利用低温作用于病变组织,使之变性坏死以达到可控地破坏组织的治疗方法。液氮沸点为-196℃,制冷温度低,使用安全,是目前皮肤科最常用的制冷剂。反应程度与冷冻部位、冷冻次数、冷冻时间有关(冻融的时间越长,次数越多,损害越深),在过敏性皮肤病中主要用于局部组织增生明显的疾病,如结节性痒疹等。

(4)浅层X线治疗:是利用较弱的X射线治疗浅层组织疾病,如特应性皮炎和慢性湿疹等慢性顽固性皮损。治疗前应严格掌握适应证,对慢性复发性皮肤病不可多次重复治疗。放射治疗时应注意防护,特别是眼、甲状腺、胸腺、乳腺、生殖腺等重要部位。同一部位X线照射不应过量,以免引起放射性皮炎。该传统疗法目前应用的较少。

物理疗法治疗过敏性皮肤病是有一定作用的,虽不像药物治疗那么常用,但对慢性顽固性肥厚性皮损也是不错的选择。

(41～50问由高春芳撰写)

肘部增厚皮损

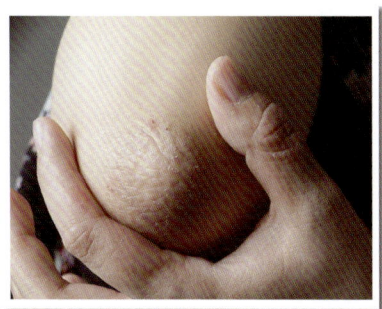

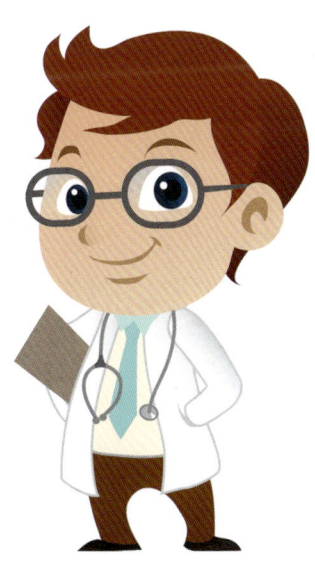

51. 什么是"风疹块"?

"风疹块"是一种俗称,医学上称之为荨麻疹,它是皮肤科最常见的过敏性皮肤病之一。皮肤上如果突然出现了隆起的小肿块,几个小时内、最长也是不超过1天的时间内就能退去,而且起肿块的地方在消退后没有任何痕迹的,皮肤科医生称它为"风团",这就是荨麻疹。风团是荨麻疹的特征性皮肤表现,常同时伴有瘙痒。

先来看看哪些因素会引起荨麻疹。

首先是食物。许多食物是诱发荨麻疹的最常见原因,如鱼、虾、蟹、贝壳类、蛋类等蛋白;柠檬、芒果、西红柿等蔬菜水果;腐败的食物、食品添加剂与防腐剂等也有可能是罪魁祸首。其次是各种感染,许多感染性因素如细菌、真菌、病毒、寄生虫等均可导致荨麻疹的发作。幽门螺杆菌感染在少数患者可能是重要的因素。药物如青霉素、磺胺类、解热镇痛类、血清制剂、疫苗包括新冠疫苗,甚至一些中药等都可以引起荨麻疹。其他因素还有外界的各种物理因素,如:压力、冷、热、日光、震动等;还有水源性、胆碱能性和接触性等因素;身体患有自身免疫性疾病,如系统性红斑狼疮、甲状腺疾病、肿瘤等也可以引起。昆虫叮咬、劳累或精神紧张同样也可以引起荨麻疹。极少数患者荨麻疹与遗传有关。

荨麻疹有哪些表现呢?荨麻疹有急性和慢性之分,"风团"形态各有不同。急性荨麻疹的"风团"周边常有红晕,"风团"可以是红色,也可以是苍白色,大小不一,有爪和无爪。可以只是局部有,也可以全身到处都有。"风团"尽管来势汹汹,但它通常会在很短的时间内逐渐消退,像风吹过一样,来无影去无踪。肿胀明显的风团消退的速度要慢一些,基本上也会在24小时内消退。可不要认为荨麻疹只会出现在皮肤上,部分严重的患者还会连累胃肠道、心血管、气道等部位,出现恶心、呕吐、腹痛、腹泻、头痛、头胀,还会出现有胸闷、休克等表现,甚至危及患者的生命。

慢性荨麻疹的"风团"皮疹表现有一定的特殊性,"风团"周边红晕不明显,持续时间较长的风团色暗红,环状或饱满,每天在皮肤上反反复复,长达数月数年之久。长期的瘙痒,反复的"风团"出现,都让患者心烦意乱,影响患者睡眠,降低了患者的生活质量。

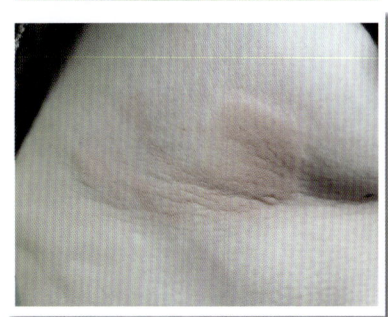

荨麻疹的风团皮损

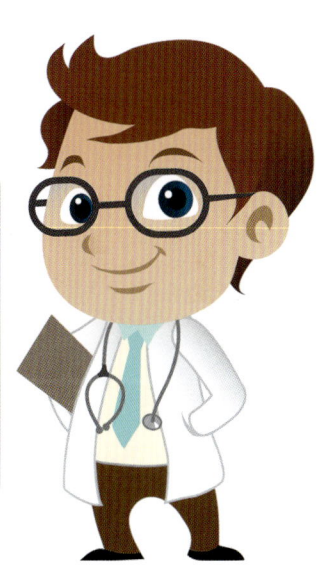

52. 急性荨麻疹怎么会变成慢性了呢？

小王得了荨麻疹，医生给他用药后，身上的风团虽然数量少了，瘙痒也在改善，但风团仍有反复，不能完全消退，前几天小王又到皮肤科复诊，医生在问诊后，给他作出了"慢性荨麻疹"的诊断。小王有些不解，心里质疑医生："上次来看病时，你说是急性荨麻疹，今天，怎么成慢性的了，是不是治疗有问题？"其实，这是小王对荨麻疹的认识不全面造成的误解，确实不是医生的错。

医学上到底如何界定荨麻疹的急慢性呢？哪些原因是慢性荨麻疹的罪魁祸首呢？

先说说急性荨麻疹。部分患者突然发生荨麻疹，通常有明确的原因，如食用某些食物或服用某些药物，也可能是感染和环境等因素，如果在以后的生活中，时刻惦记着避免这些诱发的因素，经过不超过6周的时间，风团皮疹不再发生，病症完全消退了，这就是急性荨麻疹。

然而，对于少数荨麻疹患者，即使他们天天"清汤淡食"，仍无法避免荨麻疹的反复发作，若患者风团反复发作每周至少2次，持续时间超过6周，就称为慢性荨麻疹，有的患者风团反复发生，病程可长达数年或数十年之久。小王刚发病时，医生诊其为急性荨麻疹，过了6周，虽然经过治疗，风团仍然反复发作，这个时候医生将诊断改为慢性荨麻疹就不奇怪了。

不同于急性荨麻疹，慢性荨麻疹一般情况下很难找到确切的原因，但通过仔细排查，也能发现点致病的端倪。

食物诱发的荨麻疹多为急性发作，但是少数慢性荨麻疹的发病也与食品及其添加剂等有关，如防腐剂、人工色素、酵母、味精等。因此，烹饪美味佳肴时，应尽可能避免加入不必要的食品添加剂以防慢性荨麻疹的发生。

药物引起的荨麻疹多数是一过性的，只要不再次服用该药或类似的药物即可以避免发作。但是对于某些慢性病需要长期服用药物时则就显得非常矛盾，例如降血压药、心脏病药、抗脂药物等。

慢性隐匿性的感染也有可能诱发慢性荨麻疹，如慢性反复发作的牙龈炎、咽喉炎、扁桃体炎、胆囊炎、盆腔炎等。幽门螺杆菌感染在少数患者，可能是慢性荨麻疹发作的重要原因。这种情况下，消除慢性感染则有利于治愈慢性荨麻疹。

空气中飘浮的花粉、柳絮、灰尘、螨虫及其分泌物等、房间内装修散发的甲醛也是非常重要的致敏物质。这些因素防不胜防，也有可能是慢性荨麻疹的病因，要做到尽可能预防。

慢性荨麻疹也有可能与身体所患疾病有关，如：糖尿病、甲亢、肾病、自身免疫性疾病、血液病和肿瘤等。因此，在慢性荨麻疹反复发作时，也需要排查这些疾病。

对于慢性荨麻疹来说，上述提及的诱发因素只是冰山一角，需要医患双方共同努力，发现致病原因并尽量避免接触，这样才可以减少慢性荨麻疹给患者造成的困扰。

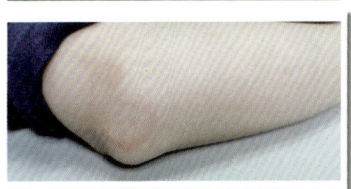

慢性荨麻疹的环状风团

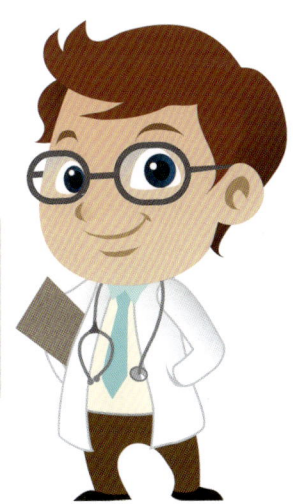

53. 为什么荨麻疹风团消退有的很快，有的很慢？

风团中医也称为"风疙瘩""隐疹"等。风团，取风卷物成团状之义，有两个含义：一是呈团块状高出皮面的损害，其大小、形状不一，称之为限局性的皮肤隆起，其实质是真皮浅层的水肿引起。二是像风，速度快，变化快，说来就来，说去就去。有的可以说是"来无影去无踪"。尽管绝大多数风团会消退的很快，短则一刻钟，一般2～4小时即会消退，但确实有的风团消退的较慢，可能会持续12～24小时，才会缓慢退去，但通常不会超过24小时。可是有极少数荨麻疹患者的风团消退时间确实超过了24小时。在同一个患者身上的风团也会呈现出有的消退快，有的消退慢的情况。这是怎么回事呢？

人体的皮肤组织中有一种细胞称为肥大细胞。荨麻疹发作之前，无论是免疫还是非免疫因素，都要作用于肥大细胞，引起肥大细胞释放一些物质，其中快速释放出来的组胺可以迅速作用于皮肤内的毛细血管，引起细小血管的扩张。血管内的血清外渗到皮肤组织中，形成了我们肉眼见到的风团和红晕。一般的风团是红色，如果血清外渗多了，压迫到了毛细血管，风团的颜色就变成了苍白色。一般由物理因素引发的风团，消退速度都比较快，多数在1～2小时内可以消退。由免疫因素中的速发型变态反应引起的，多数风团消退速度也比较快。但是，肥大细胞释放的不仅仅是组胺，还有其他的成分，包括一些炎症介质、细胞因子。另外，除肥大细胞外，像嗜酸粒细胞等也参与了风团的形成。这样，风团就不仅仅是毛细血管扩张、血清外渗的问题了。这就会使得风团在皮肤上停留的时间较长。即使如此，风团消退后也不会留下痕迹，就像风息后如同没有发生过一样。

与荨麻疹相类似的，还有一种似类"风团"的皮肤病，称为荨麻疹性血管炎。这种风团样皮疹，样子像风团，但皮疹持续24小时以上才会缓慢消退。而且，皮疹消退了，但在皮疹发生的地方，会看到遗留有灰色的淤青斑，确实有失"风韵"。

荨麻疹性血管炎是一种与自身免疫有关的血管炎，皮损处还能感觉到灼烧感或疼痛，这与荨麻疹风团通常只有瘙痒感觉是不一样的。

荨麻疹的风团在皮肤上持续的时间有长有短，通过风团消退的速度，能大体上知道风团是怎么发生的，这对医生选择治疗药物有很大的帮助。

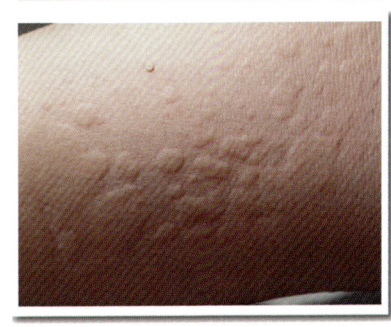

荨麻疹的水肿性风团

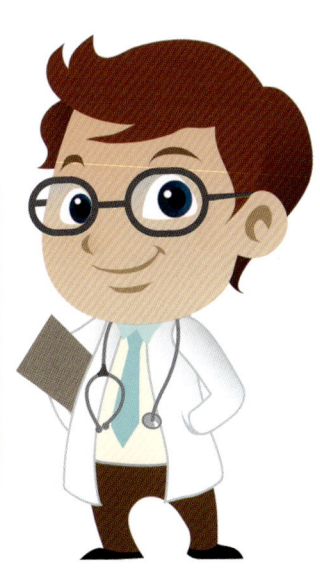

54. 什么是自发性荨麻疹？

医生在诊断荨麻疹时，会详细地询问患者的发病过程，有时候借助必要的辅助检查手段，进一步判断患者患的荨麻疹是自发性的还是诱导性的。

那么，什么是自发性荨麻疹呢？

自发性荨麻疹是指那些自行发生、而不是通过多种因素诱导出来的荨麻疹。诱导性荨麻疹都有明确的诱发因素，根据诱发因素的性质又分为物理性和非物理性两种，包括皮肤划痕症、寒冷性荨麻疹、延迟性压力性荨麻疹、日光性荨麻疹、热性荨麻疹、振动性荨麻疹、胆碱能性荨麻疹、接触性荨麻疹和水源性荨麻疹等，避免这些诱导因素，可以减少或预防荨麻疹的发生。

自发性荨麻疹又根据皮疹持续时间可分为急性自发性荨麻疹和慢性自发性荨麻疹。急性自发性荨麻疹多数可以找到发病的原因，皮疹主要为自发性的风团，或伴有血管性水肿。在发病的时候，患者表现为突然起病，有明显的瘙痒，很快在瘙痒部位出现大小不等、形状不规则的风团。这些风团可孤零零的存在，也可相互融合成片（特别是搔抓之后），部分风团的表面凸凹不平，呈橘皮样外观。严重的患者还有可能会出现胸闷憋气或过敏性休克的症状。

慢性自发性荨麻疹的病因通常无迹可查，在过敏原筛查时也很难发现与之密切相关的致病原因，其中一部分是自身免疫因素所致，与系统疾病有关。慢性自发性荨麻疹有时候也会急性发作，表现出急性荨麻疹的特点。

在治疗方面，急性自发性荨麻疹经治疗后，短时间内风团与瘙痒多控制良好。对于慢性自发性荨麻疹，尽量要观察风团发作的规律，不要在风团发出时才服药，皮疹消退后立马又停药，这样不仅不能有效控制病情，也会让患者失去治疗的信心。应该寻找有效治疗药物，最小量主动维持治疗，按时规律用药是有效控制和减少复发的主要治疗策略。患者应该在风团发生前1～2小时，依据所选用药物的起效时间提前服药。有明显瘙痒感的患者，每晚睡前服用1片第一代抗组胺药物，连续1～2周。如果皮疹和瘙痒控制良好，则可尝试药物减量。至于具体选择哪一种药物，什么时候服用，服用后何时减量、怎么减量，皮疹控制不了如何调整药物等问题，应及时咨询医生，如此方能取得良好的治疗效果。慢性自发性荨麻疹虽然顽固，病程较长，但最终的结果还是良好的。

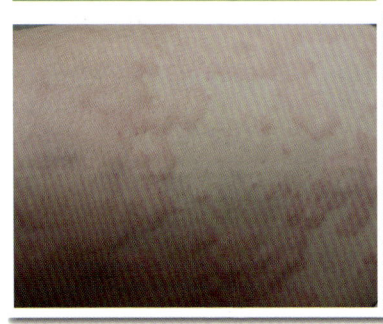

慢性自发性荨麻疹的风团

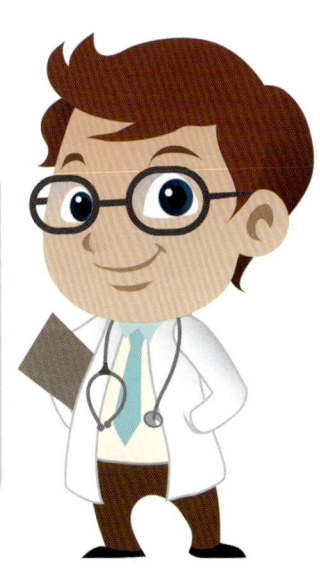

55. 什么是胆碱能性荨麻疹？

一名患者向医生抱怨："每次打球运动的时候总是感觉浑身刺痒，皮肤表面也没有发现明显的皮疹，休息片刻后刺痒就缓解了。"这种情况，患者多数是得了运动诱发的胆碱能性荨麻疹。

说起胆碱能性就必然绕不开胆碱能性神经，胆碱能性神经是指神经末梢释放乙酰胆碱作为化学传递物质的神经纤维。那么，胆碱能性荨麻疹又有哪些鲜为人知的特点呢？

胆碱能性荨麻疹是指由于运动、进食热饮、酒精或精神刺激后，随着身体温度的上升，促使胆碱能性神经释放更多的乙酰胆碱，然后乙酰胆碱作用于皮肤黏膜中的肥大细胞，细胞活化后发生脱颗粒，释放组胺等物质刺激皮肤而引起的，因此属于诱导性荨麻疹的一种类型。

与经常见到的荨麻疹不同，胆碱能性荨麻疹发病的部位以胸背部更常见。它的风团表现较小，一般是米粒或绿豆大小，孤立不融合，有时候甚至看不到风团，患者自觉皮肤刺痒或灼热感，如麦芒刺过皮肤一样，这些症状经常在停止运动或平静以后就缓解了。除了起风团和瘙痒外，部分患者还会发生流口水、头痛、腹痛、腹泻、瞳孔缩小等与乙酰胆碱有关的症状。

胆碱能性荨麻疹具有非常明确的诱因，因此避免各种诱发的因素就可以预防发生，例如：避免过量运动，可以采取循序渐进的方法逐渐增加运动量；尽可能使身体保持凉爽状态，减少出汗，避免受热、精神紧张、进食热饮或酒精饮料等各种刺激因素。

常规治疗可选择具有止痒作用的药物，常常需要口服抗组胺类药，如氯雷他定、西替利嗪，或者减少肥大细胞脱颗粒的药物，如酮替芬等。如若单独使用抗过敏药物效果不理想的情况下，通常还可以使用阿托品、普鲁本辛、利血平等阻断乙酰胆碱作用的药物，通常会收到较为满意的效果。不过这些药物都有非常明显的不良反应，需要在医生的指导下治疗。外用药物也可以止痒，通常选择清爽止痒、抑制出汗的药物，如炉甘石洗剂等。

还可以选择人参、枸杞子、黄芪、首乌、灵芝、大枣等中药，开水泡后代茶饮用，或许有效。这些中药具有抗自由基、促进代谢、调节神经内分泌、提高免疫等多种功能，也有明显的抗过敏作用。

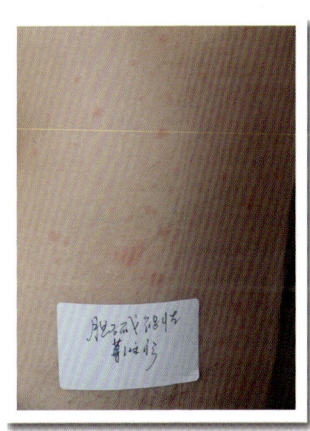

胆碱能性荨麻疹的风团

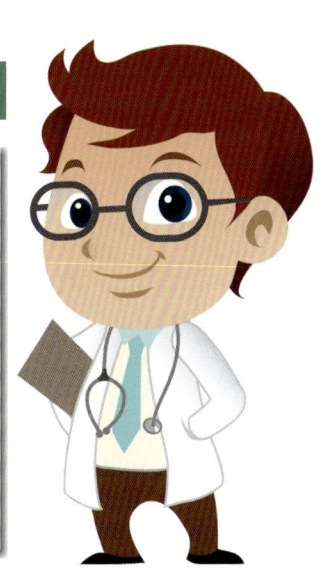

56. 皮肤上怎么会写出字来？

一天，门诊室里来了一位神色惶惶的女士。她对医生说，她的皮肤一搔抓或受压后即出现条状隆起，以致可在皮肤上写字。说着，她卷起左侧袖子，在前臂屈侧处用食指划了一个"人"字，数秒钟后，所划之处局部开始发红，2分钟后皮肤上赫然出现了一个红色的"人"字。为此，她感到十分惊慌，不知自己得的是什么病。这是发表于某医学杂志上的真实案例。皮肤上能写出字来，听起来确实让很多人惊奇不已。

这种"能写字的皮肤"，其实是人工性荨麻疹，又叫皮肤划痕症，如果用指甲、木条以及其他钝的硬物在皮肤上轻轻划一下，皮肤上就会出现和文字一样的红色"风团"。这是皮肤受到外来机械刺激引起的。腰带勒太紧、用力拍打等也会引起人工荨麻疹，属于诱导性荨麻疹的又一种类型。

人工荨麻疹临床上十分常见，许多荨麻疹患者都会出现皮肤划痕症。有些自发性荨麻疹患者，也会有皮肤划痕症，这是由于皮肤相对敏感，皮肤内的毛细血管受到外界的物理性因素刺激，包括搔抓、或紧束的腰带、袜子等，发生的血清外渗。与其他荨麻疹一样，它也与肥大细胞释放出的组胺息息相关。患这种皮肤症状的人经常无缘无故不自觉地感到皮肤发痒，也不像一般常见的荨麻疹那样出现全身的风疹块，而是当皮肤受力划过后，局部先出现一道道的红斑，数分钟后红斑隆起，高出皮肤，即发生了风团。在风团的边缘还能看到红晕，而在其他部位没有自然出现的风团。通常伴有轻微的瘙痒，或者没有瘙痒感，没过多久这种在皮肤上写的字就会自然消失。

人工荨麻疹的皮疹通常会自然消失。如果症状比较轻、没有明显瘙痒，不伴有自发性荨麻疹者，通常不需治疗，但应尽可能找到原因并去除致病因素。对于病情比较严重，影响到日常生活且迫切需要治疗的患者，可遵照医嘱使用抗组胺类药物，也常能使疾病得到控制。

人工荨麻疹的预防措施：瘙痒时尽可能避免搔抓和摩擦；穿着轻柔温和的棉质衣物，领口、袖口和内衣内裤要宽松；洗浴时避免使用肥皂，水温适当调低；冬季干燥更易引起皮肤瘙痒，洗浴后可使用温和的润肤剂保持皮肤的滋润。

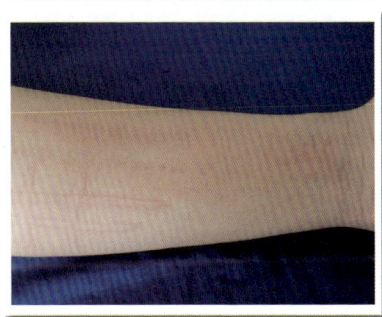

皮肤划痕症

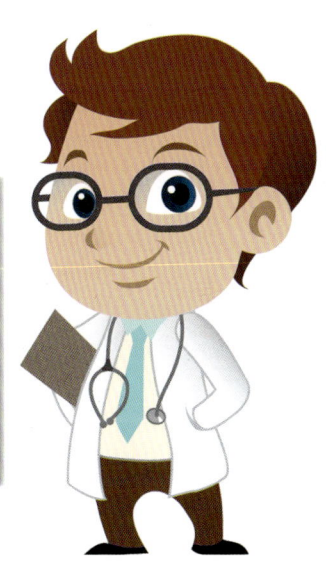

57. 饭后运动为什么会发生休克？

随着生活节奏的加快，人们总觉得时间不够用，常常会问时间都去哪儿啦？特别是年轻人喜欢把锻炼身体的时间安排在晚饭后，殊不知饭后运动是引起"食物依赖性运动诱发的过敏性休克"的主要原因之一。居住在上海的王女士就是在饭后运动时，突然发生了休克，多亏抢救及时，不然后果不堪设想。

事后王女士还心有余悸。据她讲述，她饭后总喜欢到家附近的公园里跑几圈，消化一下食物。这天她刚跑了一圈就突然感到浑身瘙痒，还有头晕，呼吸也急促起来，刚想停下来休息，就觉得眼前发黑，支撑不住了，随后倒地不起。多亏路过的行人赶紧叫了救护车，送到了医院急诊科。

急诊科大夫根据王女士身上皮肤潮红，还有似风团的皮疹，初步判断是过敏性休克。经过紧急抢救和抗过敏治疗，王女士总算转危为安了。在她醒来后，医生建议她去做过敏原筛查试验。后来的报告显示，王女士是对小麦过敏。皮肤科医生根据她对小麦过敏且有过敏性休克的病史，诊断她为"食物依赖性运动诱发的过敏性休克"。这种症状临床上虽然不常见，但是一旦发生，过敏反应大多数都会很严重。

什么是食物依赖性运动诱发的过敏性休克呢？它是由于运动使体内血液重新分布，肌肉等器官血流量增加，并且饮食后对食物发生过敏反应产生的特异性 IgE，致使肥大细胞产生大量组胺，从而导致血管扩张、血压下降，导致患者发生皮疹和休克等一系列临床反应。

资料显示，在食物依赖性运动诱发的过敏性休克的过敏原中，小麦和海鲜较为常见。这种过敏反应多发生在球类运动以及跑步等剧烈运动之后,它不仅与食物和运动有关,也与个人体质、身体状况以及短时间内接受到的各种刺激有关。患者会感觉到身体发热,皮肤潮红或发生风团皮疹,并有瘙痒症状,随后血压下降、呼吸变得逐渐困难,甚至窒息、休克,严重危及患者的生命。

医生还提醒王女士,食用小麦加工后的食品,如馒头、面条、小麦水饺等后,要做到"吃则不动,动则不吃"。

在食物依赖性运动诱发的过敏发生时,如果出现轻微的过敏症状,如出现皮肤瘙痒、潮红和出现风团,要及时口服抗过敏药物。如遇严重过敏反应,要及时求救,必须以最快的速度去医院获得专业的医治。

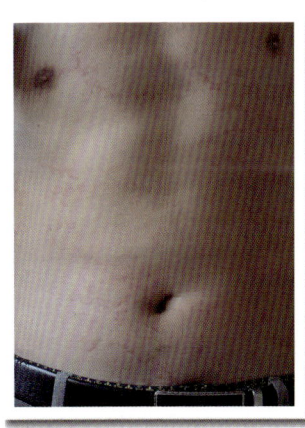

急性荨麻疹的风团

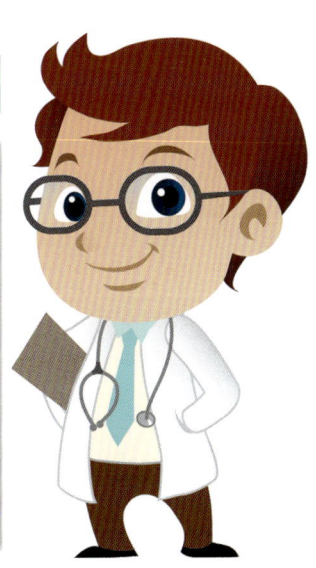

58. 碰到水后怎么会发荨麻疹？

水是维持生命必不可少的物质，一切生命活动都起源于水。然而有一种极为少见的皮肤病却与水有关，它就是由于对"水过敏"引起的荨麻疹，称为水源性荨麻疹。严重的患者不可过长的时间接触水，洗澡也只能冲冲而已，时间稍微长些就会诱发荨麻疹，该病十分罕见。

水源性荨麻疹是在接触水后发生像乙酰胆碱性荨麻疹那样的小风团，属于较为特殊的慢性荨麻疹的一种类型。该病多见于青春期或青春期前有过敏性体质的女性，主要表现为皮肤与水接触的部位数分钟之内出现红斑、风团、水肿，伴有瘙痒感，与水的温度没有关系。一般半小时到1小时内可以自行消退，病症反复发作，部分病例有家族史，或者与胆碱能性荨麻疹伴发。严重的可以出现呼吸和吞咽困难等症状。

水源性荨麻疹的发病机制还不清楚，做一个实验可以证实诱发过敏的原因并不是来自水的离子：

用自来水激发风团后，等风团消退后大约30分钟再接触蒸馏水，可以再现典型的风团，同时用无菌注射用水作皮内试验可以出现阳性结果，表现为在注射的局部出现隆起的红色风团。

目前认为，它是水与皮肤中的皮脂相互作用产生了一种新的水溶性可吸收抗原，当此种未知的抗原通过毛囊皮脂腺单位时致使附近的肥大细胞活化，脱颗粒释放组胺引起的。在此发病的过程中，水可能仅起了一种溶媒的作用。患者本来具备某种过敏体质，而水仅仅作为一种诱发因素。进一步的实验也证明，水源性荨麻疹患者的血中组胺水平升高，在发生风团的病损组织内存在肥大细胞脱颗粒的现象。

常常会有患者反映：在洗澡后会皮肤瘙痒，甚至出现风团。以为这就是水源性荨麻疹。由于真正的水源性荨麻疹十分罕见，这其实不是水源性荨麻疹，很可能是洗澡水的温度过高引起的诱导性荨麻疹。

水源性荨麻疹目前没有任何可以治愈的办法，症状严重时进行抗过敏治疗，例如西替利嗪、氯雷他定、赛庚啶等抗组胺药物可控制症状，肥大细胞膜稳定剂如酮替芬治疗也有效果。洗浴前1小时口服抗组胺药可减少风团形成，对水特异性的脱敏疗法可能会收到更好的远期效果。

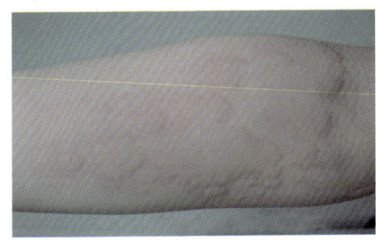

荨麻疹的风团，周边有伪足

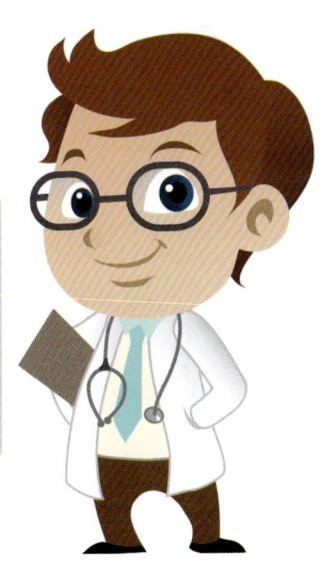

59. 荨麻疹会发生胸闷憋气吗？

皮肤科也有急危重症患者，其中荨麻疹患者的胸闷憋气有窒息感就是其中最为凶险的急症之一，接诊医生必须放下手中所有的诊疗任务，并叫来周围的医护人员一起投入到抢救工作中，要与时间赛跑。轻型荨麻疹患者出现的皮疹，仅是在皮肤上伴有瘙痒的风团。但严重的患者会累及到食管和呼吸道黏膜，如累及到了喉头黏膜，则可引起喉头水肿，患者表现为胸闷憋气、呼吸困难，更严重者可窒息死亡。

毋庸置疑，荨麻疹患者会出现胸闷憋气。

在急性荨麻疹的病症中，胸闷憋气是过敏物质引起的速发型变态反应引起了气道黏膜水肿，就是我们一般所说的喉头水肿，造成了气道肿胀而狭窄。程度不同，患者临床表现也不同，轻者感觉喉头部有瘙痒感，较严重的就会出现胸闷憋气，再严重了会出现窒息。出现这些表现都要引起足够重视，诊治是争分夺秒的，还需要多个学科协同治疗。

除了胸闷憋气外，有的患者还会出现进食哽噎、胸前区不适感，并可有腹痛、腹泻等症状，这是由于过敏物质不仅仅累及呼吸道，还累及到消化道黏膜引起的。

荨麻疹上述表现的致病原因主要是皮肤黏膜过敏因素引起的，但过敏并非只累及皮肤和黏膜，还会累及心脏，引起过敏性心律失常，也称"心脏荨麻疹"，突出表现为胸闷憋气、心慌、早搏等症状。过敏性心律失常主要是对花粉过敏诱发引起的，平时并不少见，但往往容易被大家忽视。所以当患者出现过敏反应并发胸闷憋气的症状时，考虑是否为过敏性心律失常，这一点也不能被忽视了。

荨麻疹患者一旦出现了胸闷憋气,说明过敏反应十分严重,除常规使用吸氧、抗过敏药物治疗外,通常还需要使用激素治疗,出现窒息感时更要及时使用肾上腺素进行抢救,并尽力保持呼吸道通畅。

治疗过敏性心律失常最重要的就是避免进一步接触过敏原,根据病情选择适当的抗心律失常药物。

临床上有些患者原本患有心律失常的,由于慢性心律失常的病程往往较长,当并发荨麻疹时,要注意辨别是两个病还是一个病?要及时判别,准确诊治,既要注意治疗心律失常,也要注意治疗荨麻疹引起的过敏反应。

急性重症性荨麻疹风团

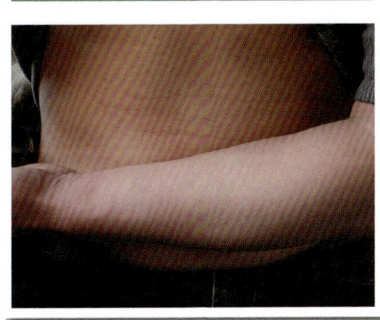

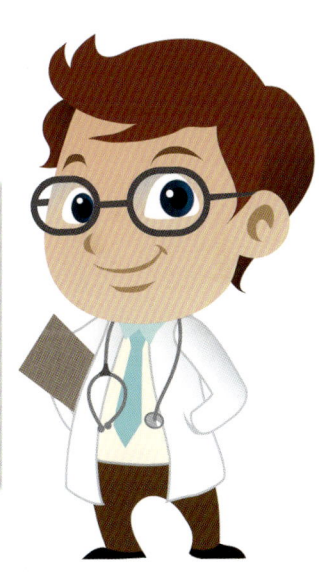

60. 嘴巴眼睛怎么会突然肿起来？

有人早晨一觉醒来，突然发现眼皮肿起来了，甚至眼睛肿得眯成一道线，影响了视力。有的人嘴唇突然肿了起来，嘴巴撅的老高，看上去像香肠一样。这是怎么回事呢？这种情况多半是由于皮肤黏膜发生了血管性水肿。

血管性水肿又叫血管神经性水肿，也称巨大荨麻疹，发病的病因和机制与荨麻疹相似。常见的发病原因包括：食物及食物添加剂；吸入物；感染；药物；物理因素，如机械刺激、冷热、日光等；昆虫叮咬；精神因素和内分泌改变；遗传因素等。遗传性血管性水肿是由于血液和组织中的C1酯酶抑制物水平降低和失活所致。发病机制为在自主神经功能不稳定的情况下，对过敏物质引起的I型变态反应所致。

血管性水肿是一种发生于皮肤黏膜的暂时性、局限性的急性水肿反应。病变位置位于较深的皮下组织，多发生在疏松处的皮肤，如：眼睑、嘴唇、包皮等，头皮、耳郭、口腔黏膜、舌、喉等也可发生。皮损处的皮肤紧张发亮，境界不明显，呈正常皮肤色、淡红色或苍白色，为不可凹性水肿。患者通常无瘙痒或痒感较轻，或有麻木胀感。这种肿胀经2～3天后就逐渐消退，极少有持续更长时间的。消退后不留痕迹。

血管性水肿通常单发或在同一部位反复发生，还常合并荨麻疹。当喉头黏膜发生血管性水肿时，有气闷、喉部不适，声音嘶哑、呼吸困难，甚至有窒息的可能。

血管性水肿的治疗策略是首先寻找病因并避免接触。常采用的治疗药物为抗组胺类药物。对顽固的、应用H1受体抗组胺药物效果不佳的患者，可合并应用H2受体拮抗剂如西咪替丁、雷尼替丁等，有时可能会取得较满意的效果。稳定肥大细胞膜的药物也可使用。

对于发生喉头水肿严重的患者，应立即使用0.1%肾上腺素皮下注射，同时给予糖皮质激素治疗和氨茶碱静脉注射，同时吸氧，密切观察血压和血氧饱和度。必要时应进行气管插管或切开，以保持呼吸道畅通。

对于遗传性血管性水肿，可使用雄性激素制剂，如达那唑、司坦唑、羟甲烯龙等药物治疗，也可以选用抗纤维蛋白溶解药等。这些药物可以起到预防发作的作用，但儿童和孕妇不宜使用。

（51～60问由左付国撰写）

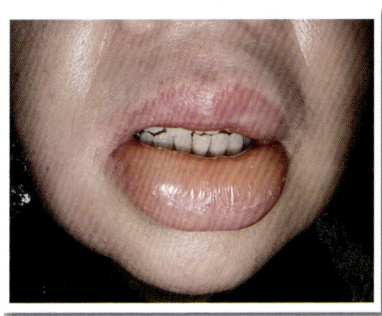

下唇血管性水肿皮损

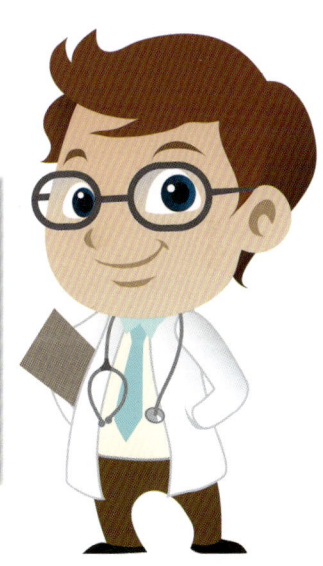

61. 慢性自发性荨麻疹与其他疾病有关吗？

慢性自发性荨麻疹是慢性荨麻疹的一种常见类型。除去物理性诱导因素以及水源性、胆碱能性荨麻疹和接触性荨麻疹以外的，风团是自主产生的慢性荨麻疹者，称为慢性自发性荨麻疹。

有调查显示，慢性自发性荨麻疹在中青年人群好发。一年四季均可发病，没有明显的季节性。慢性自发性荨麻疹有很多的发病原因，包括食物和药物因素，相当一部分患者发病的原因并不清楚。那么，慢性自发性荨麻疹与患者的其他疾病有关系吗？现在已经注意到，一些慢性自发性荨麻疹与系统疾病有密切关系。研究表明下列疾病与慢性自发性荨麻疹有关。

（1）慢性自发性荨麻疹与某些微生物感染相关：例如慢性咽喉炎、牙龈感染、肠道念珠菌感染、幽门螺杆菌感染等。另外，肠道蠕虫感染也是不发达国家慢性自发性荨麻疹的原因。呼吸道病毒感染不仅是急性荨麻疹的原因，有时也是慢性自发性荨麻疹的原因。

（2）慢性自发性荨麻疹与自身免疫性疾病相关：例如系统性红斑狼疮、干燥综合征、混合性结缔组织病、风湿性关节炎、类风湿关节炎等结缔组织疾病和自身免疫性大疱性疾病中的大疱性类天疱疮等。

（3）慢性自发性荨麻疹与恶性肿瘤相关：血液系统恶性肿瘤中的淋巴瘤常常与其有关。

（4）慢性自发性荨麻疹与遗传因素相关：直系亲属有慢性自发性荨麻疹的，其子女也容易发病，尤其是嗜酸性细胞脱颗粒实验阳性患者，发病概率可能更高一些。

（5）慢性自发性荨麻疹与内分泌疾病相关：内分泌疾病通过内分泌免疫网络，间接影响慢性自发荨麻疹的发生,其中甲状腺功能亢进与减退、桥本甲状腺炎与本病关系尤为密切。

(6)一些自身炎症反应性疾病也与慢性自发性荨麻疹相关,包括克罗恩肠病、成人Still病和自身炎症反应综合征等。

总之,慢性自发性荨麻疹患者的发病机制比较复杂,除了与免疫因素相关以外,医生和患者也不要忘记本病可能与上述疾病有关。通过详细询问病史、记录食物日志、体格检查及辅助检查等,部分患者可以找到病因或诱因,为治疗提供方向。有体内疾病的,及时控制相关疾病,有利于慢性自发性荨麻疹的控制。对不能找到病因与诱因者,也不要急躁,毕竟慢性自发性荨麻疹患者多数在3~5年内可以自行痊愈。

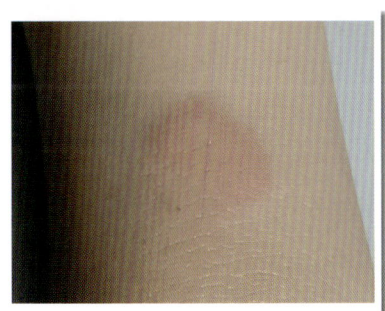

慢性自发性荨麻疹的风团

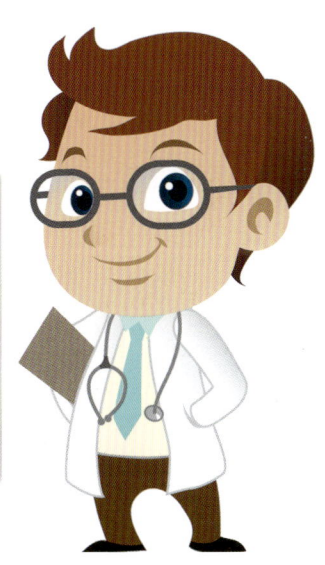

62. 什么是生物制剂？

近20年来，"生物制剂"一词相信大家都有所耳闻，近几年，它更有被人越炒越热的感觉，似乎是灵丹妙药，有药到病除的神效。

那么生物制剂到底是什么呢？为什么大家这么关注它？其疗效与不良反应怎样？

生物制剂是指通过基因工程技术或生物工程技术提取并纯化的高活性多肽类药物。生物制剂可以是特应性抗原、特应性抗体或信使核糖核酸片段等。生物制剂能特异性针对某一炎症介质或免疫反应的某一环节的细胞因子，阻断疾病的发展进程，从而达到治疗或缓解疾病的目的，人们将该类制剂统称为生物制剂。实际上，广义的生物制剂还包括早已就运用于临床的各种疫苗、丙种球蛋白、干扰素、生长因子等免疫相关制剂。

皮肤科有不少常见疾病是属于慢性、复发性而又难以治疗的炎症性疾病。比如银屑病、特应性皮炎、慢性自发性荨麻疹、自身免疫性大疱病等，传统的治疗方法难以取得令人满意的疗效。因而，寻找新的有效的治疗手段就十分的迫切。新的生物制剂的出现，似乎为其带来了曙光。

就皮肤科而言，治疗银屑病的生物制剂种类最多，其中针对肿瘤坏死因子α（TNF-α）的制剂有益赛普、依那西普、英夫利昔、阿达木等；针对白介素12/23（IL12/23）的制剂为乌司奴；针对白介素17（IL-17）的制剂为司库奇优（苏金）及艾克斯。其次是治疗特应性皮炎（atopic dermatitis, AD）的生物制剂有杜普利尤，以及治疗慢性自发性荨麻疹的奥马利珠等。上述生物制剂的名称听起来比较拗口，记忆起来也有一定难度，这些名称都是根据英文单词音译而来的,大家接触多了,也就容易记住了。

近年来生物制剂发展突飞猛进,主要与相关疾病的基础研究的进展相关。其特点是治疗靶点精准、疗效确切。但任何新生事物的发展,都有一个过程,生物制剂也不例外。该类药物的远期疗效及潜在的不良反应还有待今后进行长时间的临床观察,才能得出客观公正的结论。

另外,生物制剂总体价格昂贵,同时需要相关的辅助检查,低收入群体患者的使用受到了限制。有的生物制剂的使用需具备一定的观察条件。所有的生物制剂均需要冷链运输,1～4 ℃冰箱保存,以确保其质量与疗效。凡此种种,在一定程度上,也制约了生物制剂的临床应用。随着生物制剂不断的发展,在临床上应有更广阔的空间。

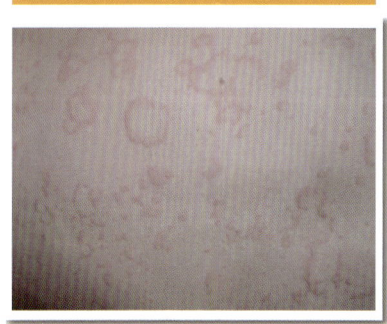

慢性自发性荨麻疹的风团

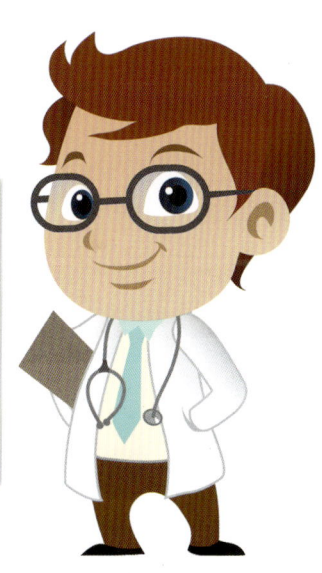

63. 生物制剂对慢性荨麻疹有效吗？

谈到慢性难治性荨麻疹的治疗，我们必须要说一下目前正在使用中的一种生物制剂——奥马珠单抗（omalizumab）。

近年来，奥马珠单抗治疗慢性自发性荨麻疹，已被美国食品和药物管理局（FDA）和欧洲药品管理局批准。我国也正组织了多中心临床试验。该生物制剂是一种抗IgE的人源化单克隆IgG抗体，免疫原性低。它与肥大细胞和嗜碱性粒细胞表面FCεRⅠ的结合，从而阻止IgE与肥大细胞和嗜碱性粒细胞表面的FCεRⅠ结合，阻止肥大细胞与嗜碱性粒细胞脱颗粒，达到治疗疾病的目的。另一方面，奥马珠单抗还可以与IgE结合，降低游离IgE水平，使肥大细胞和嗜碱性粒细胞FCεRⅠ表达下调，抑制肥大细胞和嗜碱性粒细胞脱颗粒，从而达到治疗慢性荨麻疹的目的。

目前奥马珠单抗主要用于治疗抗组胺制剂疗效不佳的难治性慢性自发性荨麻疹，专家推荐奥马珠单抗可以作为治疗慢性荨麻疹的第三线治疗用药。

那么，该药疗效如何呢？一项文献研究分析了13例奥马珠单抗治疗的慢性自发性荨麻疹，13例患者中，9例（70%）患者以每月150 mg的剂量获得了较好的临床疗效，4例（30%）患者伴有血管性水肿需要增加剂量至每月300 mg才能达到预期效果，并且在治疗过程中无明显不良反应。研究表明，奥马珠单抗治疗顽固性慢性自发性荨麻疹是一种快速、高效、安全的药物，但仍需要大量双盲安慰剂对照研究来探索其合适剂量与使用疗程。另外一项欧洲研究报道，对80例用抗组胺药物治疗无效的慢性荨麻疹患者，改用奥马珠单抗治疗。回顾性分析表明:该药的完全缓解率为86.3%,停药数周后,有21.7%的患者复发,再次使用奥马珠单抗治疗还有效果。奥马珠单抗平均给药次数为6.8次(缩短治疗间隔的方法),有15%的患者在治疗期间出现不良事件,停药后不良反应消失。所以说,奥马珠单抗治疗难治性慢性自发性荨麻疹是安全有效的药物。

奥马珠单抗的安全性虽然较高,但也有一些不良反应的出现,如晕厥、荨麻疹、低血压、支气管痉挛和(或)血管性水肿等。大部分不良反应在首次注射和之后的注射2小时以内发生。因此,FDA用药指南建议患者注射奥马珠单抗后需在医院观察2小时,以便及时处理注射后产生的不良反应。尽管奥马株单抗治疗难治性慢性自发性荨麻疹疗效显著,但其昂贵的价格也给患者和社会带来了一定的经济负担。

除奥马株单抗外,目前还有几种其他的生物制剂用于治疗慢性自发性荨麻疹。由于临床研究时间较短,疗效尚不确切,仍处于观察研究之中。

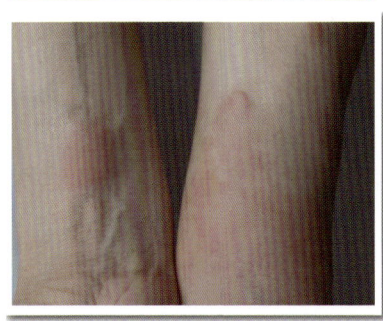

慢性自发性荨麻疹的风团

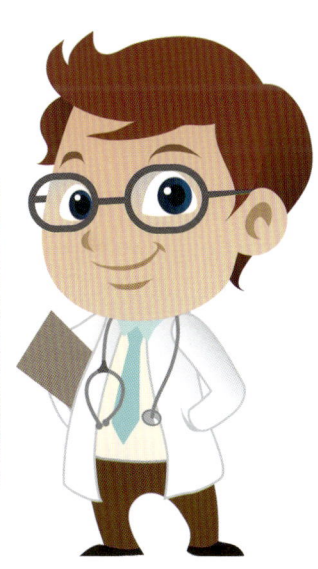

64. 慢性荨麻疹为什么总是治不好？

我们知道，多数慢性荨麻疹患者，经过基础治疗和抗组胺治疗等处置会治愈或缓解。但是仍有相当比例的患者，在使用上述药物时皮疹仍会复发，患者经常抱怨"我的慢性荨麻疹为什么总是治不好"？

究其原因，慢性荨麻疹是一种复杂性疾病，即"多因一果"或"复杂因果"性疾病，也就是说很多原因与诱因都可以引发慢性荨麻疹，无论是免疫因素还是非免疫因素，无论是速发型还是迟发型变态反应，肥大细胞释放的介质主要包括组胺，抗组胺药物是作为反向激动剂，对于一般性的慢性荨麻疹控制皮疹有效，完全缓解很困难。抗组胺药只是属于对症治疗，并非对因治疗。而慢性自发性荨麻疹尤其是慢性难治性荨麻疹属于炎症性皮肤疾病，在风团的形成与消退的过程中，还有许多的炎症介质参与其中，仅仅使用抗组胺类药物不足以达到治疗效果。采用抗炎抗过敏药物进行治疗时，也只有部分患者能够控制症状。生物制剂目前是治疗慢性自发性荨麻疹尤其是慢性难治性荨麻疹效果比较明显的一组药物，仍然不能完全解决风团的复发问题。之所以治疗困难，风团难以在短期内治愈，与慢性荨麻疹的病因复杂和发病机制还不明了有关。所以当我们遇到这些顽固难治的患者时，寻找致病原因与诱因就成为治疗成功的一个方面。对于慢性荨麻疹患者，我们需要进一步关注：

（1）患者是否有病原微生物感染，如存在微生物感染，则同时进行抗感染治疗。

（2）患者是否属于特殊类型的荨麻疹，例如水源性荨麻疹、胆碱能性荨麻疹、压力性荨麻疹、寒冷性荨麻疹、震动性荨麻疹等等,是否伴有血管性水肿。解除或预防致病因素非常重要。

(3)患者是否患有系统性红斑狼疮等结缔组织疾病以及其他的自身免疫性疾病;是否有恶性肿瘤,如血液系统恶性肿瘤、恶性淋巴瘤等;是否有与甲状腺相关的内分泌疾病。发现上述疾病需积极治疗原发病。

(4)患者是否有家族性慢性荨麻疹的遗传背景。是否存在荨麻疹相关综合征。

如果我们找到了慢性荨麻疹的诱因,应同时采取针对性治疗,会显著提高疗效。如果找不到原因与诱因,患者对抗组胺药物敏感者,可以采用序贯疗法、联合疗法和调整剂量,控制瘙痒与风团发作。所谓序贯疗法就是交替使用化学结构不是同一类别的抗组胺药物,以减少药物不良反应。另外,还需要对发病机制深入研究,针对疾病的关键问题进行治疗,以达到"一剑封喉"的效果。当前阶段,无论医生还是患者,把慢性荨麻疹看成是类似于高血压、糖尿病等的慢性疾病,树立长期治疗的准备。相当多的慢性荨麻疹是可以自愈的,希望通过有效的治疗,达到早日治愈的目的。

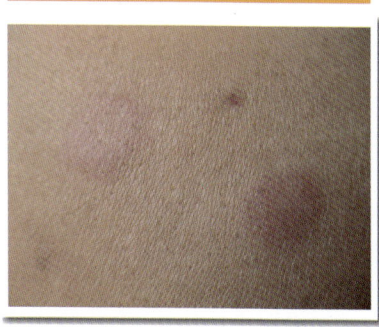

慢性自发性荨麻疹的风团

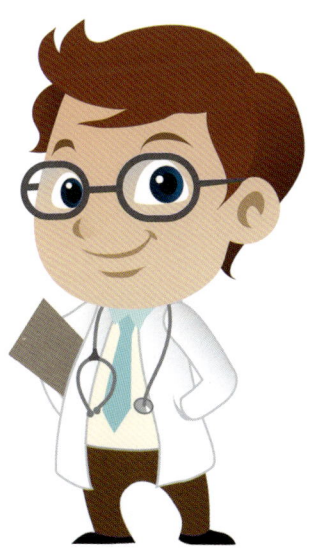

65. 治疗慢性荨麻疹的抗组胺药物怎么用比较合适？

慢性荨麻疹的发病机制主要是通过变态反应引起，也可通过非变态反应途径引发，两条途径殊途同归，最终都是导致肥大细胞及嗜碱性粒细胞脱颗粒，释放以组胺、5-羟色胺、白三烯等炎性介质。组胺是荨麻疹最重要的炎性介质，所以抗组胺药物是治疗荨麻疹的最重要、最基本的药物。

那么，慢性荨麻疹的抗组胺药物怎么用比较合适呢？

（1）一般情况下，医生会首选抗 H1 受体的第二代抗组胺类药物，即非镇静类抗组胺药物，包括氯雷他定、地氯雷他定、西替利嗪、左西替利嗪、咪唑斯汀、依巴斯汀、奥洛他定、非索非那定等。该类药物吸收入血后，只有少量通过血脑屏障，一般很少引起嗜睡、困倦、乏力、口干等不良反应，对高空作业、司机、危险工作的患者影响较小。

（2）对于瘙痒剧烈且失眠的患者，可以选择抗 H1 受体的第一代抗组胺药物，包括扑尔敏、苯海拉明、异丙嗪、羟嗪等传统抗组胺药物。因该类药物入血后容易通过血脑屏障，有嗜睡等副作用，但可以用于治疗伴有失眠的荨麻疹患者。该类药物不适用于开车、高空作业、精细工作的患者。根据瘙痒和风团发作程度，第二代和第一代抗组胺药物可以协同治疗。

（3）对于抗组胺药物常规剂量不能有效控制症状者，可考虑增加 1～2 倍剂量。如果一种抗组胺药不起作用，可以更换另外一类抗组胺药物。为减少同一种药物增量后的不良反应，也可以考虑两种不同结构的抗组胺药物联合使用。

（4）对于有黏膜症状、有慢性胃病反酸的患者，可以联合应用 H2 受体拮抗剂如雷尼替丁或西咪替丁等药物。该类药与H1受体拮抗剂有协同作用,可以提高疗效。

(5)有心律不齐者,应该避开对心脏传导系统有影响的药物,多数第二代抗组胺药物对心脏有不同程度的不良反应等。

(6)妊娠期抗组胺药的使用:许多抗组胺药可以通过胎盘吸收,但没有可靠的证据它们是致畸性的。尽管如此,在怀孕的头三个月尽量不用抗组胺药。必要时可以使用相关指南指定的安全药物,患者服药前务必咨询医师或查阅药物说明书,以确保用药安全。

(7)儿童抗组胺药的处方药物有西替利嗪滴剂、西替利嗪口服液、地氯雷他定颗粒剂等等,依据患儿年龄按药物说明用药。

在慢性荨麻疹的治疗过程中,具体如何选择抗组胺药物及其使用,医生还要结合患者的系统情况等多方面因素后予以确定。

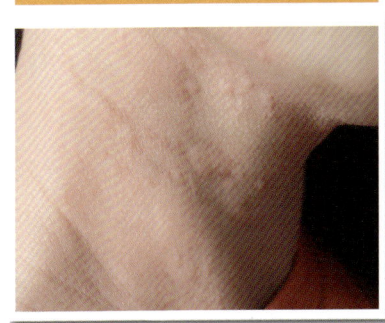

荨麻疹的风团皮损

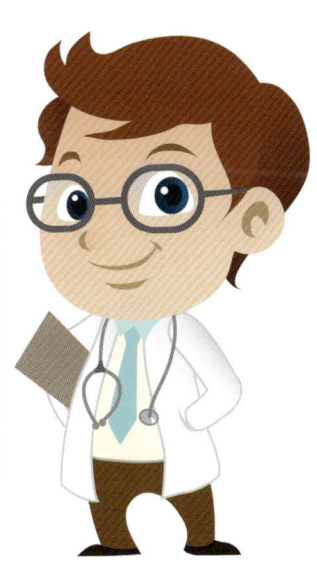

66. 慢性荨麻疹抗组胺药物控制不了怎么办？

多数慢性荨麻疹应用抗组胺药物都有很好的疗效。但是，在慢性自发性荨麻疹，有近一半的患者抗组胺药物并不能控制病症。对于增加剂量仍然无效的病例，可以选用二线治疗药物，其中白三烯受体拮抗剂，如孟鲁司特等已证明对阿司匹林敏感的慢性荨麻疹有益；小剂量多塞平对伴有焦虑症的慢性荨麻疹患者有效；而对血浆D二聚体和C5a水平显著升高的慢性荨麻疹患者，可以用抗组胺药物与氨甲环酸或6-氨基己酸联合用药，起到协同治疗作用。

如果采用上述药物治疗，慢性荨麻疹仍然无效，还可以选择三线治疗药物，例如血浆置换法可以使部分患者在3~8周内得到改善；静脉注射免疫球蛋白可以使90%患者好转；环孢素也有部分疗效。他克莫司、霉酚酸酯、甲氨蝶呤和环磷酰胺因为免疫抑制作用较强，副作用明显，应慎重应用。另外，奥马珠单抗被证明是治疗难治性荨麻疹的有效药物。近年来，国内外对奥马珠单抗均进行了临床研究，初步观察疗效较好。由于种种因素，上述治疗方法在临床使用相对较少。对于极少数无法控制的慢性顽固性荨麻疹，在对因治疗的同时，也可以使用糖皮质激素。由于糖皮质激素自身的不良反应问题，激素的使用也要慎重，应小剂量短程治疗，具体用法用量由治疗医生根据病症使用并作相应的调整。另外，对自身血清皮试阳性的慢性荨麻疹患者，在医生指导下，也可以考虑使用小剂量糖皮质激素治疗或血清脱敏治疗，部分患者会产生良好效果，多无不良反应。中成药如复方甘草酸苷、白芍总苷、雷公藤多甙等可以与组胺药物联合应用，对部分患者有效。中成药相对比较安全，有极少数患者口服复方甘草酸苷片会有低血钾及下肢水肿现象，减量或停用可以恢复；白芍总苷属于凉性药物，少数患者用后有大便稀薄、胃部不适等不良反应；雷公藤多甙片应用于已婚已育患者，需定期检测血常规和肝肾功能并关注其有无变化，女性注意对月经的影响。

对于慢性荨麻疹抗组胺药物控制不佳的患者，如果能够找到致病的病因或诱因，则加强或调整治疗方案往往能取得较好的疗效。对于病因或诱因不明，常规抗组胺药物疗效不佳的患者，在尝试更换治疗方案时，选择药物除了疗效以外，一定要增强用药安全的意识。由于用药时间相对较长，因此对所使用的药物，更要熟悉其适应证、禁忌证和相关的主要不良反应，达到安全有效的目的。

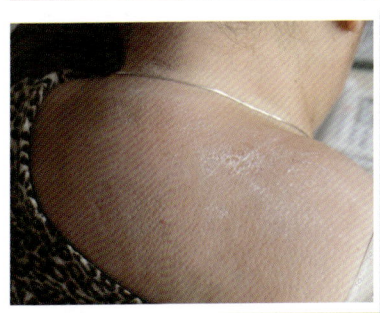

背部巨大性荨麻疹

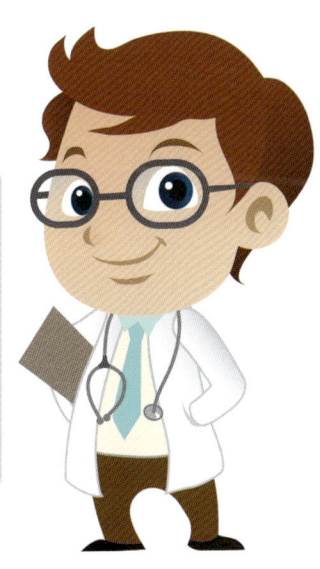

67. 慢性荨麻疹可不可以用激素治疗？

"谈激素色变"可能是相当多患者的"常态"，皮肤病患者自然也不例外。不少人一听说要用激素治疗，第一反应就是拒绝，尤其是女性患者，首先想到的是用了激素后会发胖，她们甚至宁可不治疗。还有人认为，吃了激素以后，会有胃溃疡、皮肤变粗糙等的发生。还有的认为，如果激素再吃不好，就没有药可以用了。完全把糖皮质激素看成是"虎狼之药"，唯恐避之不及。

其实大可不必，纵观人类与皮肤病斗争的历史上，有三大里程碑药物。第一类药物是抗生素类，这类药物使病原微生物感染皮肤病的治疗发生了天翻地覆的变化，显著提高了治愈率，降低了病死率。第二类药物是糖皮质激素类药物，这类药物对过敏性休克、重症药疹、结缔组织病及免疫大疱性皮肤病等的治疗带来了革命性变化，挽救了无数患者的生命，真是功德无量！第三类药物是维甲酸类药物，使角化性皮肤病等的治疗效果发生了质的飞跃。

糖皮质激素是人体本身每天要分泌的激素，该激素有重要的生理功能，对于维持机体生化代谢、维持组织器官的功能非常重要。机体缺乏糖皮质激素时会患阿迪森氏病等；分泌过多则会患库兴综合征。糖皮质激素本身也会有不少的副作用，临床上作为药物使用时，医生会非常慎重，会按照疾病诊疗指南及专家共识使用，权衡利弊选择用药，以确保患者治疗利益最大，药物不良反应最小。

瘙痒程度轻、风团发作少、病程短、患者对疾病能耐受、其他治疗方法能控制的慢性荨麻疹，医生是不会使用糖皮质激素治疗的。少部分难治性慢性荨麻疹患者,在应用一线、二线、三线药物治疗后仍然不能有效控制病情,或者患者为自身血清皮试阳性的慢性荨麻疹患者,可以在医生的指导下,使用小剂量糖皮质激素。一般选用泼尼松片或甲泼尼龙片1~2片,每天早饭后口服。可以起到良好效果,使用1~3个月,再逐渐减量,直到停止应用。在用药期间,根据需要可同时少量应用保护胃黏膜的药物以抑制胃酸,必要时每天饮用牛奶或补充维生素D碳酸钙片等,防止骨质疏松发生。

所以说,慢性难治性荨麻疹是可以用小剂量糖皮质激素治疗,尤其是对抗组胺药物、免疫调节药物抵抗的患者,有时会起到非常好的疗效。小剂量激素的应用提高了患者的生活质量。

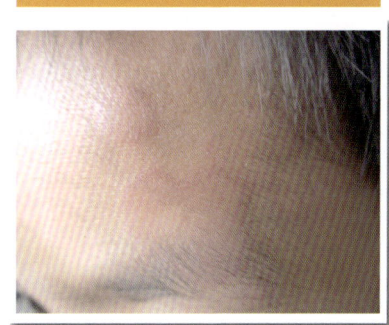

慢性自发性荨麻疹的风团

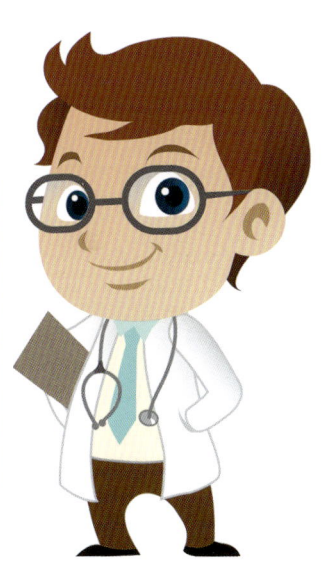

68. 对于反复发作的过敏性皮肤病该怎么办？

经常有患者抱怨，我的过敏性皮肤病为什么总是治疗不好，该怎么办？

一般说来，机体的免疫系统具有免疫防御、自身稳定、免疫监视的三大功能。其中免疫防御主要是机体通过天然免疫系统与适应性免疫系统（后天免疫系统）来抵御微生物感染及对抗外来抗原性物质；自身稳定主要是机体免疫活性细胞能够识别"自己"与"非己"，使机体不发生自身免疫性疾病；而免疫监视是免疫记忆细胞对机体基因突变的细胞及时进行清除，防止患者发生癌症。

反复发生的过敏性疾病，多数是患者有持续过敏原存在。可以是速发型变态反应性疾病，例如尘螨过敏、花粉过敏、真菌过敏等，不断刺激机体免疫系统产生特异性抗体（IgE等）。反复发生的过敏性疾病，常见的有特应性皮炎、荨麻疹、过敏性鼻炎、过敏性结膜炎等。也可以是迟发型变态反应性疾病，主要包括化妆品皮炎等各种因素所致的过敏性接触性皮炎。

对反复发作的过敏性皮肤疾病，我们该怎么办呢？

首先要寻找过敏原。可以通过追问病史、血清过敏原检查、皮内实验、点刺实验及斑贴试验等查找过敏原因，即找到引起过敏性疾病的过敏原因。如果是可以避开的过敏原，通过避免再接触该过敏原，即可不治自愈。如果是不能避开的过敏原（如室内尘螨、空气中的花粉等），则可以进行抗原脱敏或减敏治疗，使机体建立对该抗原的免疫耐受性。

其次要"对症下药"。所谓"对症下药"，包括科学、合理的药物治疗和其他措施的配合应用等方面。

对于反复发作的过敏性皮肤病,以下四点必需记住:首先是积极的药物治疗,主要是抗过敏药物的使用,严重时可能用小剂量的糖皮质激素。第二是患者心理方面的辅导,让患者安定心情,不能急于求成,不自暴自弃,要有信心配合医生的治疗。按医生的医嘱坚持用药十分重要,不能病情一缓解就停药,复发了再用药。这种间断的用药只会造成病情的迁延。第三要适当锻炼,增强体质,以增强肌体自身免疫功能。同时要注意饮食,既要适当忌口,又要做到合理搭配,营养均衡。第四,内服药和外用药相结合,中西医相结合。经过上述预防与治疗,多数患者会有比较理想的疗效。还有一点,就是保护好自己的皮肤。容易过敏的皮肤疾病,皮肤屏障功能常常存在问题。加强皮肤护理,促进皮肤屏障的修复,对于过敏性皮肤疾病的控制和缓解非常重要。

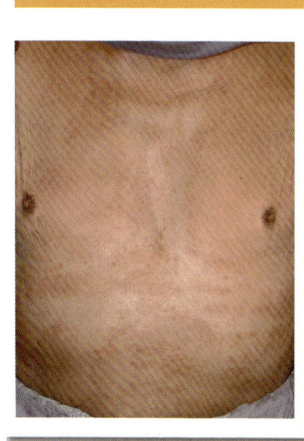

药物性皮炎皮损

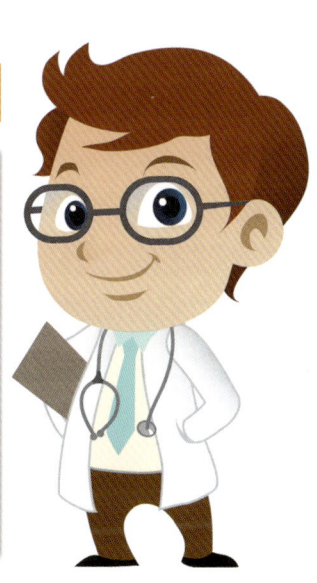

69. 严重的过敏怎么抢救？

严重的过敏是指危及生命的过敏性疾病，主要包括过敏性休克、伴有呼吸困难的重症荨麻疹及血管性水肿导致的喉头水肿等，需积极抢救，千万不可怠慢！

严重的过敏大都猝然发生，约半数患者在接受病因抗原（如接受药物等）5分钟内发生症状，仅10%的患者症状发生于半小时后，极少数患者在连续用药的过程中出现。严重的过敏反应有两大特点：一是有休克表现，即血压急剧下降到60/40 mmHg以下（过敏性休克），患者出现意识障碍；二是在休克出现之前或同时，常有一些与过敏相关的症状。

（1）皮肤黏膜表现：往往是过敏性休克最早且最常出现的征兆，包括皮肤潮红、瘙痒，继以广泛的荨麻疹和（或）血管性水肿；还可出现喷嚏、水样鼻涕、声哑，甚而影响呼吸。

（2）呼吸道阻塞症状：是本症最多见的表现，也是最主要的死因。由于气道水肿、分泌物增加、加上喉和（或）支气管痉挛，患者出现喉头堵塞感、胸闷、气急、喘鸣、憋气、紫绀，以至因窒息而死亡。

（3）循环系统衰竭表现：患者先有心悸、出汗、面色苍白、脉速而弱；然后发展为肢冷、发绀、血压迅速下降，脉搏消失，乃至测不到血压，最终导致心跳停止。

（4）意识方面的改变：往往先出现恐惧感，烦躁不安和头晕；随着脑缺氧和脑水肿加剧，可发生意识不清或完全丧失；还可以发生抽搐、肢体强直等。

（5）其他症状：比较常见的有刺激性咳嗽，连续打喷嚏、恶心、呕吐、腹痛、腹泻，最后可出现大小便失禁。

发生严重的过敏反应时,应迅疾抢救,具体措施如下:①立即呼救附近医务人员或拨打"120"求救。②患者就地平卧位、吸氧、保持呼吸道通畅。③立即用肾上腺素针剂,成人按 0.5～1.0 mg/次,儿童按体重每千克 0.02 mg/次计算药量,进行皮下注射或静脉注射,必要时可以重复注射。④同时用地塞米松针 5～10 mg(成人)静脉注射。⑤在上述初步急救后,送 ICU 或病房继续观察治疗。⑥观察期间,可以用葡萄糖生理盐水 500～1 000 mL+甲泼尼松针剂 40～80 mg 静脉滴注。如果血压仍然回升不明显,可加用 5% 葡萄糖注射液 250～500 mL+多巴胺 40～80 mg,静脉滴注。一般经过上述治疗,重症过敏者多数可以抢救成功。

需要补充的是重症药疹患者,例如大疱表皮坏死松解型药疹、剥脱皮炎型药疹、药物超敏综合征等,需要早期、足量应用糖皮质激素。同时调节水电解质平衡和酸碱平衡,加强黏膜护理、防止继发微生物感染等措施。近年来,也有用静脉丙种球蛋白及抗肿瘤坏死因子生物制剂治疗重症药疹,取得了良好的疗效。

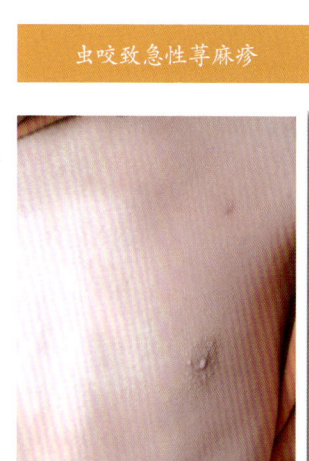

虫咬致急性荨麻疹

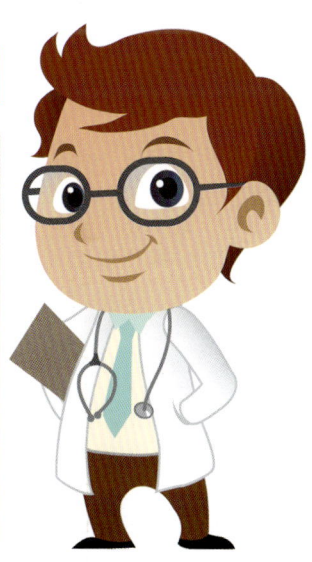

70. 怎么评判血清过敏原的检查结果？

皮肤科医生在门诊上经常会遇到患者或患者家属拿来血清过敏原的报告，希望给予说明或解释一下，以求知道是否有食物或环境因素中的物质过敏。那么，对于血清过敏原的检查结果该怎么评判呢？

血清过敏原检查多是采用酶联免疫的方法，可检测血清中的总IgE、食物过敏原的特异性IgE及吸入物过敏原的特异性IgE，多采用定性检测方法，当超过某一规定数值时，即确定为阳性。也可以根据数值多少，再确定是加号多少，例如+、++、+++、++++等。

那么，血清过敏原检查结果非常准确吗？答案是否定的。经常有患者抱怨：我按照过敏原检查结果，避免接触或停止食用某种过敏食物，但我的病情并没有好转；我吃了检验结果是阳性的食物，并没有发生过敏，病情也没有加重。

那么为什么会出现这种情况呢？

（1）机体对外来抗原是否过敏，主要取决于机体免疫系统对该抗原是否处于免疫耐受状态，处于免疫耐受状态则不过敏，处于免疫反应状态则发生过敏，即与免疫系统的T记忆细胞有关。

（2）过敏原检验结果受试剂质量、检测设备质量、检测方法等多种情况影响，故检验结果不一定十分精确。

（3）血清过敏原是体外实验，只是单纯地检测特异性IgE或特异性IgG血清水平，并不能完全模拟体内过敏反应的真实情况。

（4）过敏现象的背后其实是非常复杂的发病机制，这些抗原抗体结合反应的发生，还受到免疫活性细胞、补体系统、纤溶系统等影响。

（5）神经系统、内分泌系统、免

疫系统共同构成调节网络,维持机体的稳定状态。即内分泌与神经系统对免疫反应的发生也有重要影响。

所以说,对于血清过敏原检验结果,不能全信,又不能不信,可供医生与患者参考。平时要养成寻找过敏原的习惯,比如注意观察周围环境的可能过敏因素(花粉、油漆、尘埃等),也要注意日常的饮食观察,可以养成记饮食日记的习惯。每天先从最不容易过敏的饮食开始,如面条、米饭,而后逐渐添加一种食物,看看添加到哪种食物的时候开始出现过敏表现。

医生会根据患者的过敏史、发病季节、发病场所、接触时间、相关因素与发病情况等,结合血清过敏原检测结果,进行综合分析,确定是否存在可疑的过敏原。对血清过敏原检测的结果应具体分析,同时与病史、发病过程相结合,以免作出错误的结论。能够明确病因的,针对病因层面的治疗,可以用抗原脱敏治疗、避免接触或食用过敏原等;针对症状层面的治疗,医生会采用抗组胺药物、糖皮质激素药物等进行治疗。

(61~70问由王国江撰写)

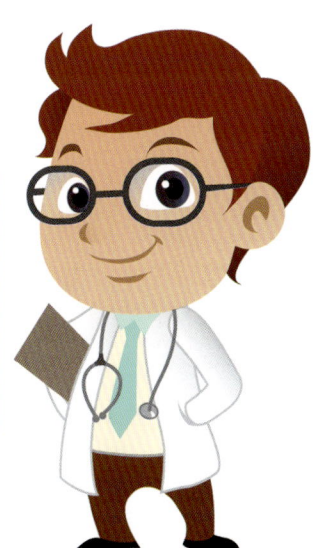

血清过敏原检测结果

71. 药物过敏是怎样引起的？

药物过敏是指药物引起机体的一种过敏反应，医学上也称作药物变态反应。表现在皮肤上的皮疹又叫药疹或药物性皮炎，无论是较轻的或者重症的药物过敏，都会对身体产生不利的影响。发生药物过敏时，免疫系统将药物当作危险侵入物并试图将其清除。正常情况下，免疫系统的职责是抵抗感染，并不会将药物当作侵入物，但某些药物在部分人群中可导致异常的免疫反应，也就是变态反应。

具体药物过敏的机制可以这样理解：

一部分人将进入体内的药物作为过敏原，引起过敏的药物大多为小分子物质，单单的小分子物质作为半抗原不足以引起机体的过敏反应。这些药物进入机体后，它们会与体内组织结合形成大分子的完全抗原，于是激发机体变态反应，从而引起皮疹。也有些药物本身作为大分子物质已经是完全抗原了。许多药物都具有引起药疹的可能性，其中包括部分中草药，但以抗原性较强者引起的最多。药物过敏不同于药物不良反应，后者是药物在使用正常剂量范围内引起的意料之外或不需要的反应。任何人使用正常剂量时药物均可出现副作用。同样的药物，不一定会引起所有使用者发生药物过敏，而只发生于一小部分人。

药疹有许多不同的分型与分类。即便是同种药物引起药疹时，临床表现和药疹分类都可能不同，因此药疹的发生除了与药物本身有关外，还与不同机体的特异质相关。患有先天过敏性疾病者及重要器官患有疾病者,发生药疹的危险性比较大。

药物过敏在日常生活中不大容易察觉。人们容易察觉的往往都是一些速发的、即刻的过敏反应。如在服用、涂抹或注射药物后,在很短的时间内引发身体出现过敏症状,常表现为皮肤出现红疹、瘙痒、肿胀并会有心悸、呼吸困难等不适,严重者可发生休克甚至死亡。平时不容易察觉的药物过敏是迟发型的过敏反应,这种类型相对更为常见。在用药至出现皮疹之间,会有长短不等的潜伏期。大多数人都会忽视,或并不会联想到皮疹是由药物引起的。药物过敏通常发生在多次接触同一种药物之后,首次发病具有潜伏期,再次发病则可即刻发生,一般小于24小时,且同种药物二次致敏后,症状会相较于首次致敏更为严重。药物过敏,相较于我们日常生活中所认识的食物过敏、化妆品过敏所诱发的皮疹,程度上多更为严重。因此,了解药疹相关知识并在药疹发生后及时找出过敏药物,避免再次使用产生更大损害,对所有人来说都是非常重要的。

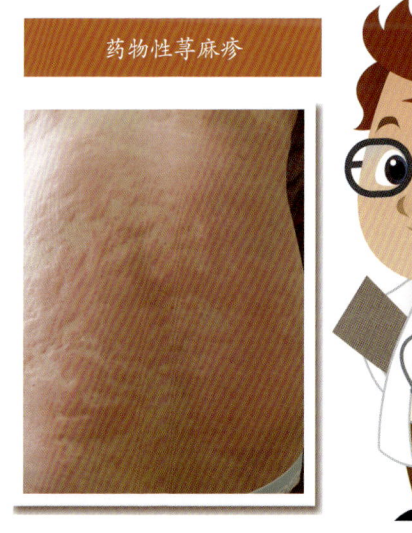

药物性荨麻疹

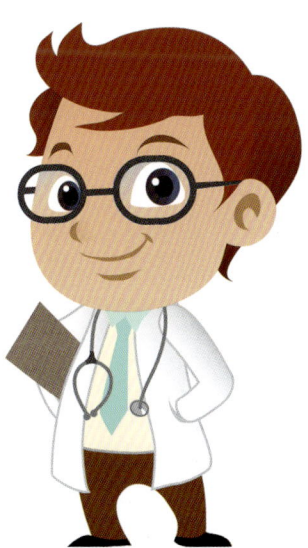

72. 哪些药物容易引起药物性皮炎？

随着生活的改善，人们的健康意识日益提高。身体稍有不适，许多人就寻找药物口服或外用进行治疗。药物的种类有很多，许多药物有发生过敏反应的可能。一般来说，常见的药物中，青霉素类、头孢类、解热镇痛类等药物，较容易引起身体产生过敏反应。最常见引起药疹的就是抗生素类药物，人们第一个容易想到的就是青霉素。青霉素过敏在临床上非常常见。患者会出现瘙痒性的皮疹，部分重度过敏的患者在用药后会出现血压的下降，甚至还会有休克现象，注射给药比口服给药更易发生过敏性休克。因此临床上在使用青霉素之前，都会进行青霉素皮试，只有皮试阴性才可正常使用。此外需要注意，青霉素皮试阴性结果并不是终身有效，相隔一段时间后如需再次使用青霉素，仍然需要重新皮试。既往另一类容易过敏的药物是磺胺类药物，常见的药物有复方新诺明、磺胺噻唑等。部分患者在服用磺胺类药物之后，有可能会出现贫血、紫癜、剥脱性皮疹、发热等症状。磺胺类药物亦常常会引起重症药疹，因此需要高度重视。对磺胺药物过敏的患者用药时，不单单是注意口服药物的成分，同样需要关注外用制剂，如药膏、滴眼液、肛栓中是否具有磺胺类成分，如有则同样需要避免接触。目前这一类药物在我国已经很少使用。临床上最常见的过敏药物中还有解热镇痛药，例如阿司匹林、布洛芬、对乙酰氨基酚、吲哚美辛等。该类药物不仅会引起瘙痒和皮疹，有可能会导致人体的血管性水肿，甚至也可能引起重症药疹。所以建议患者在医生指导下合理应用止痛药和退烧药，尤其对于既往有此类药物过敏史的患者,切忌随意用药。

常见的引起过敏的药物还包括:①抗生素类。头孢菌素类、异烟肼、四环素类、链霉素等。②镇静催眠药和抗癫痫药。卡马西平、苯巴比妥、苯妥英钠等。③血清制品和疫苗。如破伤风抗毒素、狂犬疫苗等。④中药。穿心莲、大青叶、板蓝根、益母草等单味药,以及六神丸、牛黄解毒片、复方柴胡注射液等。⑤其他。放射造影剂、碘化物等。此外一旦对某种药物过敏,同样也需要注意交叉过敏的药物,即可能会对结构相似的其他药物也过敏。极少数情况下抗过敏药甚至糖皮质激素也可引起过敏。

因此,在使用相关药物前,患者需对自身情况有初步了解,以降低用药后存在过敏的几率。需牢牢记住自己对什么药品过敏,在医生询问过敏史的时候如实告诉医生,应遵医嘱和说明书用药,通常在说明书注意事项中都会写明"对××过敏者禁止使用本品"类似字样,提示可能存在交叉过敏。

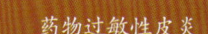

药物过敏性皮炎

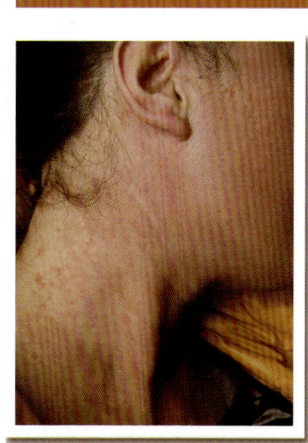

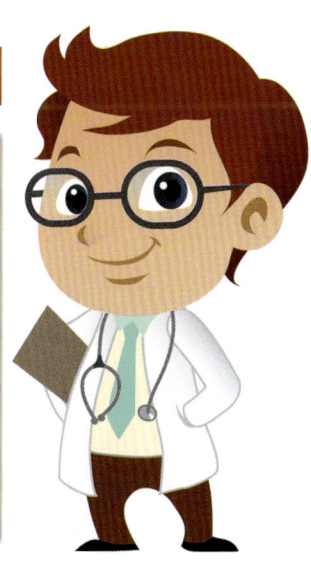

73. 有些药物过敏为什么总发生在皮肤的同一个地方？

同一部位反复发生的药疹临床上指的是固定性药疹，属于一种轻症的药疹，也是皮肤科急诊中常见的病种之一。固定性药疹起病较急，皮损初次发作一般发生于接触致敏药物后的1～2周，皮损的特征为1个或多个圆形或椭圆形边界清晰的水肿性红斑，周边可有紫红色晕，中央可出现水疱或破溃，皮疹直径大多为1～4cm，重者可在红斑基础上出现大疱，有痒感而一般无全身性症状，皮损可发生在皮肤任何部位。常见部位有口周、唇、包皮、龟头、肛门等皮肤黏膜交界处，以及面部、手、足等部位，中央容易出现糜烂，偶有继发感染。此时，患者常常因为疼痛来就诊。固定性药疹消退时间一般大于1周，退后留有灰黑色炎症后色素沉着斑，色沉经久不退。当再次接触后，皮损将会在24小时内出现，一般会在原患处出现瘙痒症状，继而出现同样损害并向周围扩大，致使表现为中央色素加深而边缘潮红的损害。部分患者在复发时，其他部位可出现新皮损。

引起固定性药疹的常见药物为四环素类、磺胺类、解热镇痛药、巴比妥类等。固定性药疹的发生，与局部记忆性淋巴细胞有关。临床上用于预防、诊断、治疗的药物，无论通过什么途径进入机体后，引起的皮肤和黏膜孤立性或多个境界清楚的圆形或椭圆形水肿性紫红斑的特点，都应考虑为固定性药疹。

关于固定性药疹的治疗，首先应是停用可疑致敏药物，其次是鼓励患者多饮水，以促进体内致敏药物的排泄。皮疹发作后应及时就医，在医师指导下使用抗过敏药物等。重症者除选择一般抗过敏治疗比如内服抗组胺类药、维生素 C 片、葡萄糖酸钙片外,还可加用糖皮质激素。局部外搽可用糖皮质激素药膏。如有糜烂、渗液或溃疡等表现,应先外搽氧化锌油等,或使用硼酸洗液湿敷,待局部皮损干燥后再外用激素药膏。另外,对于创面较大的皮损,可适当外用抗生素制剂,以加快皮疹痊愈。患者应记住引起过敏反应的药物名称,只要以后不再使用此药和同类药物,则可以避免固定性药疹的再次发生。

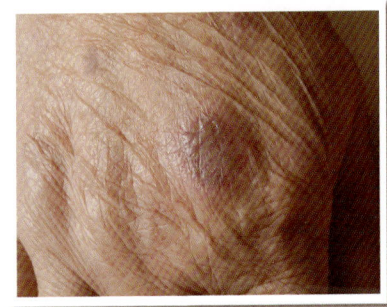

固定性药疹

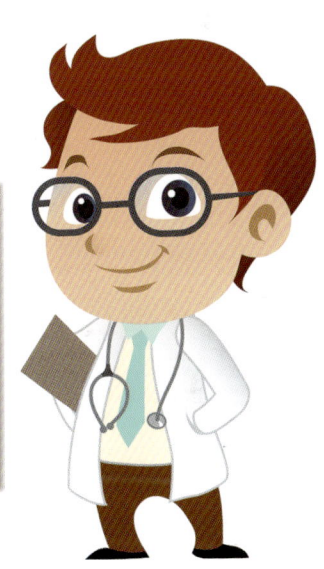

74. 药疹会留下色素斑吗？

王先生因为服用药物后皮肤上出现了小圆形紫红色斑片，医生诊断他患的是固定性药疹，经用药治疗后原有的红斑水疱消退。过了几个月，当初的药疹处留下的褐色斑片，仍然未消退。王先生又到医院咨询了医生后方才知道，药疹后会留下色素斑。

临床上，许多炎症性皮肤疾病在转归过程中会留有色素性皮损，这种皮损叫炎症后色素沉着，是指皮肤的急性或者慢性炎症后继发的色素沉着，又称炎症后黑变病。药疹后的色素斑即属于急性炎症后继发色素沉着。

炎症后色素沉着的典型表现是在炎症发生的同一部位出现的大小不等的色素斑片，可因炎症的持续或复发而加重。药疹所产生的色素斑可以是淡褐色、深褐色、紫褐色抑或是深黑色不等，边界大多较为清楚，经历数周或数月大多可自行缓慢或消退。炎症后色素沉着是由于皮肤发生炎症后引起的黑色素产生过多或黑色素的不正常弥散所致。

该种色素斑的产生原理大致为：药疹引起了表真皮炎症，导致的基底层角质形成细胞破坏，释放大量的黑色素颗粒而产生。炎症也可以导致皮肤中酪氨酸酶活性增加。酪氨酸酶为皮肤内黑素合成的催化剂，其活性增加后，皮肤内的黑素颗粒生成增多，在临床上就表现为皮肤局部颜色的加深。而根据色素颗粒出现在皮肤的不同层，其颜色有所差别。位于表皮层的色素沉着颜色一般为茶色、咖啡色或深咖啡色，如果不经过治疗，需要几个月到几年的恢复。位于真皮层的色素沉着颜色一般为蓝灰色，如果不经过治疗，可能永久存在，或者需要非常长的时期才能恢复。药疹遗留的色素沉着斑，亦可因为炎症累及皮肤的深度部位不同，而呈现不同的颜色。炎症后色素沉着可由于紫外线的照射而加重。

炎症后色素沉着是皮肤病本身引起的，和炎症的程度关系不大，和局部外用药物的种类也无相关性。药疹后遗留的炎症后色素沉着斑应及早处理，早期的治疗可以帮助患者加快已有色素的代谢，并预防色素沉着的进一步加深。患者除了需要必要的光保护预防外，还需要使用药物进行治疗。

药疹引起的色素斑，不只是固定性药疹会出现，其他一些类型的药疹也会出现，色素斑持续的时间多数较为短暂。也有的是由药物引起的色素沉着斑，持续时间一般较长，临床上还需要加以鉴别。

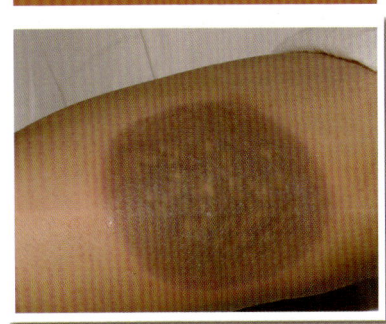
固定性药疹色素性改变

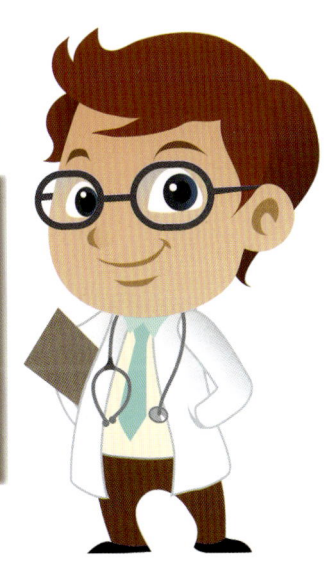

75. 是药物过敏还是麻疹？

陈女士近一周来身上出现了较为密集的红色丘疹，有瘙痒感。她急忙挂号就诊。医生在询问了她的发病过程和查看了皮疹，还看了看她的口腔后，诊断为麻疹型药疹。陈女士没有搞懂，麻疹型药疹就是麻疹吗？

医生告诉陈女士，麻疹型药疹和麻疹不是一回事。药疹分类中有一类常见类型为发疹型药疹，其临床表现类似于麻疹的，称作麻疹型药疹。

发疹型药疹是由致敏药物引起的，在发病前使用过致敏药物。临床表现为麻疹或猩红热样红斑，虽然发病突然，但不像麻疹常常伴有畏寒、高热、头痛、全身不适等，皮疹始于面部躯干，以后泛发全身，有瘙痒，轻重程度不一。轻的仅出现散在的少量红斑，有轻度瘙痒，停药而自愈。重的表现为密集的红色丘疹，可融合成大片，亦可伴发热、肝功能异常等，有时伴有全身浅部淋巴结肿大，应密切注意，极少数病例可能发展成剥脱性皮炎或红皮病，病情较为危重。

而麻疹是由副黏病毒属引起的急性呼吸道传染病之一，通过呼吸道分泌物飞沫传播，具有强传染性。麻疹好发于儿童，在人口密集而未普种疫苗的地区易发生流行。麻疹临床表现有发热、上呼吸道症状明显、眼结膜炎，皮肤出现玫瑰色的斑丘疹，颊黏膜上可见特征性的麻疹黏膜斑，皮疹消退后可见色素沉着糠麸样脱屑，有些患者可并发中耳炎、喉-气管炎、肺炎等，严重的会出现麻疹脑炎、亚急性硬化性全脑炎等并发症。此外，早期鼻咽拭子可找到多核巨细胞，对早期诊断有帮助。在出疹后第一天或第二天，血清中亦可检测到血清麻疹抗体。

麻疹样药疹的皮疹与麻疹类似，但麻疹样药疹无麻疹的特征性口腔黏膜斑，无明显的卡他症状，且发疹前4～20天往往有明确的用药史，以此可以鉴别。

在治疗方面，两者也是截然不同。麻疹型药疹首先强调尽可能明确病因，立即停用致敏或可疑致敏性药物，并终身禁用。引导患者多饮水或输液以加速药物自体内的排出，一般于停药后1～2周左右皮损即可消退。可使用抗组胺类药物与糖皮质激素，皮疹消退后即可停药或减量，若全身症状明显时，在治疗的同时密切观察皮损变化，以防止进一步发展为剥脱性皮炎。麻疹的治疗强调隔离，多卧床休息，房内保持适当的温度和湿度，常通风，保持空气流通。给予患者容易消化的富有营养的食物，补充足量水分。治疗期间也要密切观察病情，及时发现并治疗合并症。

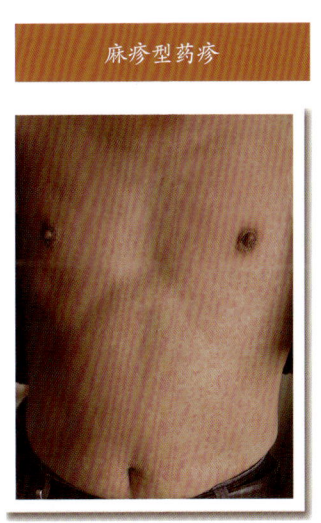

麻疹型药疹

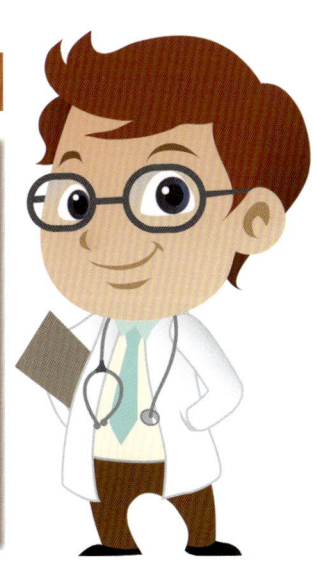

76. 服药后晒太阳怎么就过敏了？

部分具有光敏性的药物可引起光变态反应，又称作光敏性药疹。是指人体吸收特定的药物后再接受日光照射而引起的皮肤疾病。其属于免疫性应答反应，即光能在抗原的形成上起了一定作用，其机制可能为光能通过光化学反应途径改变了药物半抗原的结构，新生的半抗原与皮肤蛋白结合形成全抗原来刺激诱发变态反应。大多属于延迟性超敏反应。

致病光谱主要为长波紫外线（UVA），可见光亦可引起光敏性药疹。光敏性药疹的发病除了使用了光敏性药物外，还必须经日光中紫外线的辐射，光能越强，发病的概率越大。因而，光敏性药疹一般以春夏季较易发生，但秋冬季节只要具备上述基本条件，也可发生该病。光敏性药疹的临床表现比较多样化，急性期皮损主要包括红斑、丘疹、水疱、局部肿胀等，慢性期皮损可呈现浸润、增厚、苔藓化表现等。光敏性药疹多发生于暴露部位，病程长者可累及非暴露部位，并伴有烧灼、瘙痒或刺痛感。

临床上引起光敏性药疹的常见药物有：①抗生素及抗真菌类。如四环素、氯霉素、喹诺酮类药物及伏立康唑、特比萘芬等。②含硫的药物。氢氯噻嗪、呋塞米、磺胺嘧啶、磺酰脲类降糖药物等。③非甾体抗炎药。吡罗昔康、塞来昔布等。④吩噻嗪类抗精神失常药。氯丙嗪、奋乃静等。⑤其他具有光敏性的药物。雷尼替丁、胺碘酮、甲氨蝶呤、水杨酸盐、维A酸类药物等。除以上常用西药外，中药里的某些成分也可以引起光敏性药疹，如荆芥、沙参、防风、补骨脂、芸香、白芷、白鲜皮、仙鹤草、独活、前胡、小茴香等。

预防光敏性药疹的发生首先应注意防晒,除了涂抹防晒剂、利用遮阳伞、太阳帽和衣物等织物产品可直接遮挡日光的方法外,还应该要注意避免强日光时段和地点,比如避免中午时分外出。另外像海边、雪地、沙滩、城市高楼的墙面或幕墙玻璃、沥青或水泥路都会反射日光。室外活动尽量选择在树荫、山坡阴面进行。另外,也可以选择使用系统性光保护剂,如口服维生素C、维生素E等。服用上述所提及容易诱发药疹的药物后应严格注意防晒以防过敏反应的发生。

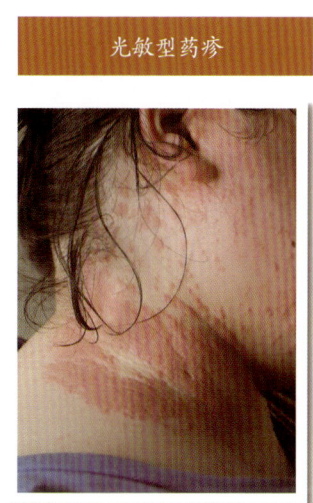

光敏型药疹

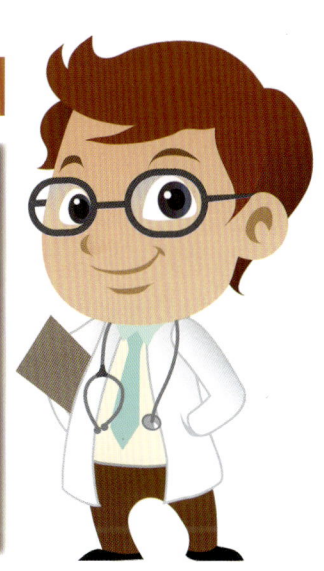

77. 出现脓疱的皮肤药物过敏，疱内有细菌吗？

说到脓疱，人们首先会联想到的是细菌感染。一般情况下脓疱都是由细菌感染形成的。但在皮肤科，也有不是细菌感染的脓疱性疾病，药物过敏引起的脓疱就是其中之一。

从定义上来说，脓疱是指皮肤上的一个局限性的隆起，内含有脓液。因脓液的颜色不同，呈黄色或黄绿色。脓液是机体组织炎症反应过程中产生的浓稠或稀薄的渗出物，其中包含变性、坏死的白细胞、可含有或不含有细菌、坏死组织碎片和渗出的组织液。

出现脓疱的药物性皮炎，一般指急性泛发性发疹性脓疱病。临床上表现为起始于面部及皱褶部位，后可出现全身泛发的无菌性小脓疱，一般为针尖至米粒大小的浅表性非毛囊性小脓疱，伴有灼烧或瘙痒感。

脓疱常于几天后自行消退或破裂，伴皮肤脱屑，部分病情严重的患者脓疱可融合为脓糊。引起该型药疹的药物可有β内酰胺及大环内酯类抗生素、氨基青霉素类、复方磺胺甲恶唑、多西环素、喹诺酮类、异烟肼、制霉菌素、地尔硫卓、卡马西平、钙离子通道阻滞剂等。取患者皮损处进行活检，病理显示海绵状的角层下或表皮内脓疱，病理结果并不具备特异性。

急性泛发性发疹性脓疱病皮损为无菌性脓疱。治疗时常依据不同病情予以不同的方法：脓疱期皮损可用湿敷和皮肤保护性制剂；脱屑期应注意加强润肤剂的使用来恢复皮肤屏障功能，为缓解瘙痒和皮肤炎症症状，也可适当局部外用中弱效糖皮质激素。临床上还有不少其他的无菌性脓疱病，脓疱可以发生于任何部位,表现为局限型及泛发型,局限型包括掌跖脓疱病、连续性肢端皮炎等,泛发型包括全身泛发性脓疱型银屑病、角层下脓疱病、自身炎症性脓疱病等。

与此不同,有菌性或感染性因素形成的脓疱,多发生于面部、背部、臀部等油脂分泌旺盛的部位和容易受创伤的部位。

当一个患者出现了脓疱样皮损时,医生首先需判断是否为感染性脓疱。此时可对其进行血常规、脓疱分泌物和脓液的细菌培养与药敏等实验室检查。同时也需要对患者进行必要的体检,有无其他合并的皮疹,如银屑病的皮疹,指甲是否有萎缩、变形等,或合并有粉刺、丘疹、瘢痕等,对脓疱的诊断有重要的鉴别作用。在脓疱性药疹中,必不可少的是病史的询问,有可疑用药史,结合皮疹形态,综合考虑各种结果,最终可得出相应诊断。

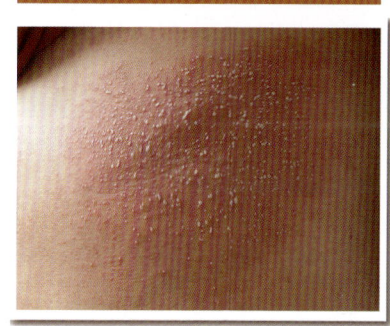

发疹性脓疱性皮病

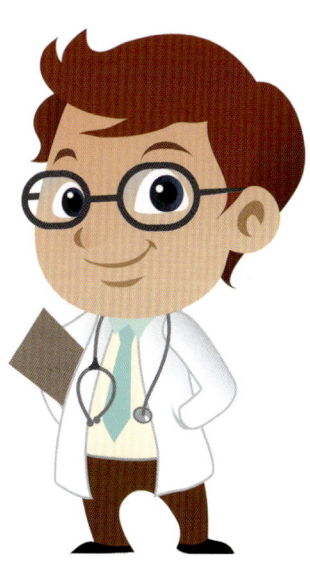

78. 药物过敏引起全身皮肤发红是怎么回事？

药物过敏产生皮肤内炎症，释放大量炎症因子，导致真皮内毛细血管大量扩张，从而表现为弥漫性的皮肤潮红，此种类型为红皮病型药疹，或剥脱性皮炎型药疹。临床表现为全身皮肤潮红肿胀，伴以渗液、结痂，继而产生大片叶状鳞屑剥脱，同时可产生伴有臭味的渗液，皮损受累面积达到整个皮肤的90%以上。

一般导致红皮病型药疹的均为初次用药，用药潜伏期常在20天以上。原始表现可为全身红皮病，亦可在发疹型药疹的基础上发展而来，初发皮疹可为猩红热样或麻疹样，皮疹迅速扩展、融合并延及全身，形成剥脱性皮炎。红皮病型药疹为药疹中的严重类型，常常合并有全身性表现，如发热、恶心、呕吐、淋巴结肿大、肝脾肿大等症状、体征。

引起红皮病型药疹的常见药物有：阿司匹林、柳氮磺吡啶、庆大霉素、制霉菌素、磺胺类药物、卡托普利、甲氨蝶呤、重组人粒细胞巨噬细胞集落刺激因子等。红皮病根据起病和病程分为急性和慢性，典型的表现是全身皮肤弥漫性的潮红、浸润、肿胀、脱屑，也可累及黏膜、皮肤附属器、淋巴结甚至内脏。由药物变态反应致病者多为急性，病情较重。

临床上引起红皮病的疾病还有很多。红皮病型药疹还需与其他疾病引起的红皮病进行鉴别，如：①银屑病、湿疹、脂溢性皮炎、毛发红糠疹、扁平苔藓等恶化而引起者；②淋巴瘤及其他恶性肿瘤，如蕈样肉芽肿、霍奇金病及其他恶性淋巴瘤、白血病等可发生红皮病，预后较差；③有明确病原体感染引起者，如挪威疥、金黄色葡萄球菌等；④自身免疫性疾病引起者，包括落叶型天疱疮、皮肌炎或结节病等；⑤原因不明者，该型也叫作特发性红皮病。

红皮病型药疹的治疗，首先需立即停用可疑致敏药物。同时要足量使用糖皮质激素，症状控制之后应逐渐递减激素的用量，切不可突然自行停药。红皮病型药疹患者可因大量脱屑而使蛋白质丢失，皮肤渗出体液较多而带出大量电解质，皮肤发红、发热而大量消耗体内水液及热能。故及时补充足量蛋白质、水及电解质也尤为关键。同时红皮病患者皮损遍及全身，皮肤失去了抵御外界细菌的第一道屏障，加之使用糖皮质激素的使用，抑制了机体免疫力，极易发生感染。一旦发现感染，要及时给以足量有效的抗生素，力争在短期内控制感染。对红皮病型药疹，临床上应尽早诊断、尽早治疗，以预防更严重的后果产生。

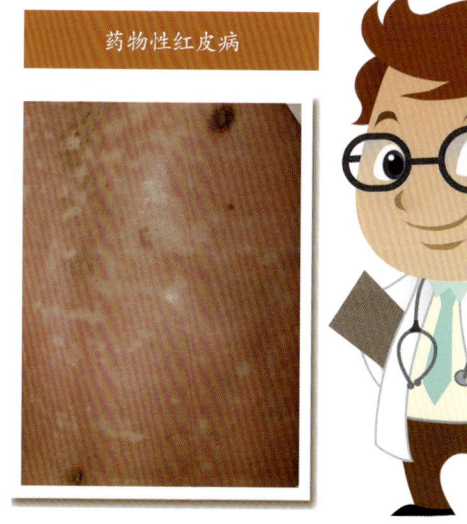

药物性红皮病

79. 药物过敏的皮肤怎么会起大疱？

水疱一般指直径小于 1.0 cm 的皮损，超过 1.0 cm 者则称为大疱。也有的学者以 0.5 cm 作为区别水疱与大疱的界限。

临床上出现大疱的皮肤疾病一般可分为自身免疫性大疱性皮肤病、遗传性大疱性皮肤病和其他类型大疱性皮肤疾病。药物过敏形成的大疱即属于第三类。除药物因素外，物理损伤、过敏反应、感染、营养物质缺乏均导致细胞连接和黏附相关物质发生合成障碍或结构缺陷，产生水疱、大疱，包括急性接触性皮炎、多形红斑、肠病性肢端皮炎等。因各种疾病的皮肤损害发生的原因、范围、程度等不同，其治疗难度及预后亦不尽相同。

大疱性药物性皮炎在药疹的分类中主要是指史蒂文斯 - 约翰逊综合征及中毒性表皮坏死松解型药疹。固定性药疹的部分患者皮损中央也可形成大疱。前两者大疱产生的机制大致为，药物在机体代谢过程中的中间产物与机体组织形成抗原抗体复合物，产生了一系列的免疫反应，免疫细胞产生了多种细胞因子，影响了角质形成细胞的凋亡过程。当凋亡过程的发生超过了皮肤吞噬细胞的清除能力，数小时至数天内大量角质形成细胞坏死，伴随与邻近细胞及基底膜的黏附力的丧失，全部表皮失去了活力，就会表现为表皮松解而产生大疱。此两种类型的药疹实际上属于同一疾病谱，属于药疹中最严重的类型。其特点为发病急，皮疹起始于面、颈、胸部，产生深红色、暗红色及略带铁锈色的斑片，中央颜色加深，如同靶型，为早期表皮坏死的征象。随后皮疹很快融合成片，发展至全身。红斑上发生大小不等的松弛性水疱或大疱，稍加用力即可擦掉表皮，如烫伤样表现。两型作为重症药疹的代表，其亦常在口唇、眼睑、外生殖器的黏膜部位引起水疱大疱，后出现黏膜破溃糜烂的表现。同时，在进展过程中，此两型药疹会出现明显的全身中毒症状，可伴有高热、内脏病变，抢救或治疗不及时甚至有死亡风险。

大疱性药疹可以借助病史、临床表现、组织病理及免疫病理与其他大疱性疾病进行鉴别。大疱性药疹表皮剥脱坏死面积大，可局部应用收敛剂，必要时需局部外用抗生素预防感染，皮损严重时应补充蛋白质、注意水电解质平衡；控制病情可选用糖皮质激素制剂、大剂量丙种球蛋白等，必要时需要联合治疗。具体治疗方案依具体疾病及患者情况确定。

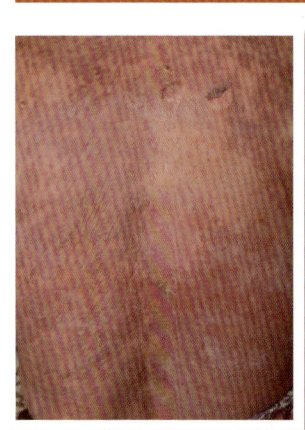

大疱性表皮松解型药疹

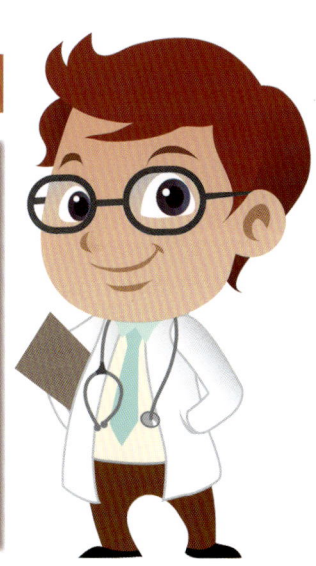

80. 重症药疹怎么救治？

药物过敏导致的药疹有轻有重，重症药疹主要是指史蒂文斯-约翰逊综合征、药物超敏综合征、红皮病型药疹及中毒性表皮坏死松解型药疹。重症药疹需及时治疗与积极护理相结合，方能转危为安。

对重型药疹的治疗原则为及时抢救，尽早收住入院治疗，密切观察患者生命体征及病情变化。治疗上首先强调停用可疑致敏药物及结构相似药物，慎用易致敏的药物，避免高源性过敏反应的发生。鼓励患者适量多饮水，以加速致敏药物的排出。以抗组胺药及大剂量糖皮质激素为主，必要时加用丙种球蛋白快速封闭抗体治疗。应用糖皮质激素期间，定期复查肝肾功能、电解质、血糖、血压、粪常规等以监测激素的不良反应。因重症药疹表皮坏死面积大，水分及血浆蛋白丢失增多，需积极对症支持治疗，需给予高蛋白、高维生素流质或半流质饮食，必要时需要适当加大补液量，静脉输注白蛋白、血浆等，维持水电解质平衡和蛋白质的输入量。只有摄入的营养物质充足，表皮才能顺利修复。治疗的全过程中始终注意有无细菌和真菌感染，一旦发生感染，药物选择既要达到控制感染的目的，又要防止新的药物过敏反应的发生。

同时，重症药疹因表皮破坏导致皮肤屏障功能受损，易受微生物侵袭。为降低感染风险，皮肤护理也尤为重要。除保持被服及病衣清洁、干燥、平整等一般常规护理之外，重症药疹也需要专门的护理方法。外用应选用无刺激、具保护性并有一定收敛作用的药物，根据损害的特点进行治疗护理。重症多形红斑型药疹及大疱性表皮松解型药疹的患者易出现广泛的皮肤及口腔、眼、外生殖器部位黏膜糜烂,应加强这些部位的常规护理,防止并发症的发生。黏膜尚未受损的患者,也应每天予生理盐水外用冲洗,预防因清洁不当造成的细菌及念珠菌感染。每天进行皮肤创面的换药。换药时严格无菌操作,对大疱皮损可在低位刺破引流或用空针吸出疱液,注意保护创面,有感染的表皮应予清除。必要时创面上需加用抗生素类外用制剂预防感染。

对于重症药疹痊愈的患者,应对其致敏药物做显著标志,杜绝再次发生过敏。医务人员在给患者用药前,也要详细询问药物过敏史,以防交叉过敏反应。对高致敏风险的药物,在使用前应严格遵照操作规程进行皮内试验。

(71~80问由张瑶、汪五清撰写)

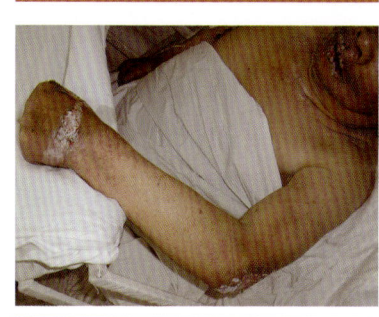

重症多形红斑性药疹

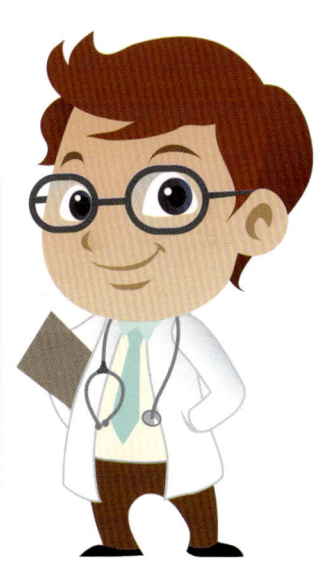

81. 药物过敏的患者有哪些注意事项？

王老伯最近因为偏头痛去神经内科就诊，服用了一种叫卡马西平的药片。服药后王老伯的偏头痛好了，但是身上却出现了密密麻麻的红色皮疹。王老伯又去皮肤科看病，皮肤科医生告诉他这是卡马西平药物过敏，今后不能再吃卡马西平药片了。经过两周的抗过敏治疗，王老伯的皮肤恢复了正常。但是王老伯的偏头痛还是会经常发作，严重影响他的正常生活。听说某三甲医院有一种进口的卡马西平，王老伯抱着试试看的心理，又开始吃卡马西平药片了。不幸的是没过几天王老伯的皮肤又出现了大片大片的红斑。

药物过敏是药物经过口服、注射或者吸入等各种途径进入人体内后出现的过敏反应，可以损害皮肤和黏膜，引起包括眼、口腔、呼吸道、食管、胃肠道黏膜的损害，一旦出现黏膜损害就说明药物过敏反应更严重。严重的患者还可以出现肝功能、肾功能的损害。

经常会引起过敏反应的药物除了上面说的卡马西平外，还有阿司匹林等常用药，及为数不少的退热药、止痛药、消炎药等。许多人会认为中药不会引起过敏，这是不对的，像何首乌、鱼腥草，甚至板蓝根等都会引起过敏。现在新药的使用越来越多，我们要密切注意这些药物的过敏反应。药物过敏是药源性疾病，一旦某个药物过敏后，不能服用相同化学结构的药物，甚至不能服用相似化学结构的药物。

药物过敏患者还有哪些要注意的呢？

（1）药物过敏是有潜伏期的，潜伏期短的几个小时，长则几周。一般潜伏期越长，药物过敏越严重。

所以出现皮疹后首先应该尽早地停用可疑的药物。药疹发作期还要注意最大可能不用那些容易过敏的药物。在药物过敏期，虽然化学结构不同，原来不过敏的一些药物，也有可能发生过敏反应。

（2）多饮水和适量输液有利于体内过敏药物的排泄。

（3）加强黏膜的保护。较重的药疹，在皮肤上出现皮疹的同时，可以损害到黏膜。如果出现口腔黏膜、食管黏膜损害的患者尽可能口服流质，不要吃坚硬的食物，以免加重黏膜的损害。要加强口腔的护理。如果眼黏膜损害的话会有很多分泌物，出现睁眼困难。这个时候一定要鼓励患者尽可能睁眼，否则会由于分泌物的粘连导致失明。

（4）一些皮肤皱襞处也要加强护理。这些地方容易潮湿糜烂渗液，微生物极易存留，导致感染，影响局部皮肤的修复。

当然最重要的注意点是：一旦出现药物过敏要第一时间去医院就诊，不要因为拖延使轻型药疹发展为重型药疹而危及生命。

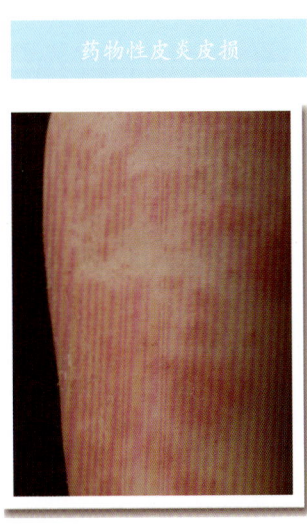

药物性皮炎皮损

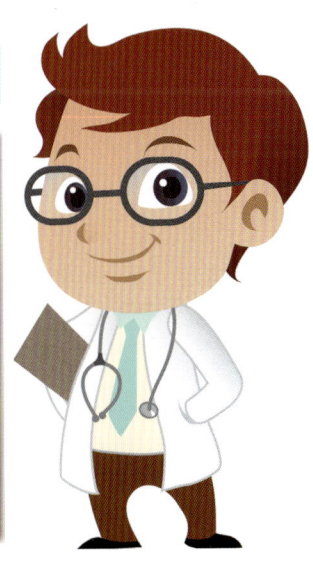

82. 丘疹性荨麻疹与荨麻疹有什么不同？

丘疹性荨麻疹和荨麻疹从字面上看虽然它们都有"荨麻疹"这三个字，但是它们却是两个不同的疾病。

（1）发病原因不同：80%的丘疹性荨麻疹是与昆虫叮咬有关，其次是与食物过敏、消化功能紊乱、感染等因素有关。而荨麻疹的病因复杂，急性荨麻疹可能与食物、药物、吸入物、运动等多种原因有关。多数慢性荨麻疹发病原因还不太清楚，可能与患者特异性体质有关，也可能与某些炎症介质、细胞因子有关。许多慢性荨麻疹患者在现有的条件下还不能找到发病原因。

（2）发病季节不同：丘疹性荨麻疹主要集中在4～10月份发病。因为这个季节春暖花开，气温回暖，各种昆虫生长活跃，容易造成对人体的接触或者叮咬。荨麻疹一年四季都会发病，但是春天和秋天是荨麻疹的高发季节。春天油菜花和各种鲜花盛开非常美丽，空气中会弥漫着较多的花粉，许多慢性荨麻疹的患者就会因此发病。春天也是竹笋、蚕豆、香椿等美食上市的时候，这些鲜美的食材也容易引起荨麻疹发病。秋风萧萧，梧桐树等植物的飞絮飘浮在空气中也可以引起荨麻疹发病。

（3）皮损形态不同：丘疹性荨麻疹和荨麻疹的皮肤损害是完全不同的。丘疹性荨麻疹的皮疹是出现水肿性隆起性的红色丘疹，皮疹的中央有一个很小的水疱。用手去摸一下皮疹有种硬硬的感觉。每个皮疹1 cm左右，大多数都是散在的。荨麻疹的皮疹是局限性皮肤的水肿，皮肤表面呈现橘皮样的外观，一个一个毛孔看得非常清楚。医学上又把这种皮肤水肿称为风团。风团是荨麻疹特征性的皮肤损害。

(4)预后不同:丘疹性荨麻疹是一种炎症性皮肤疾病,皮疹消退后可以出现短暂的色素斑。这种色素斑持续时间因人而异,有的很快消退,有的人可以持续几个月甚至1年以上。荨麻疹主要是皮肤的局限性水肿,皮疹消退后是没有痕迹的,不会出现色素斑。

(5)皮疹持续时间不同:丘疹性荨麻疹一旦发病皮疹会持续1~2周,这中间皮疹不会消退。反复发作的患者,老的一批皮疹消退后又会出现新的一批皮疹,此起彼伏。荨麻疹皮疹持续时间短则几分钟,长则几个小时,一般不超过24小时,消退后不留痕迹。晚上容易发疹,白天消退。许多患者到医院看病时身上看不到皮疹,但是回家后又会发病。来无影去无踪是荨麻疹发病的特点。

(6)严重性不同:丘疹性荨麻疹一般不会危及生命。严重急性荨麻疹会引起腹痛、腹泻、关节痛。更严重的会出现喉头水肿,过敏性休克等危及生命。

总之丘疹性荨麻疹和荨麻疹是两个完全不同的疾病。

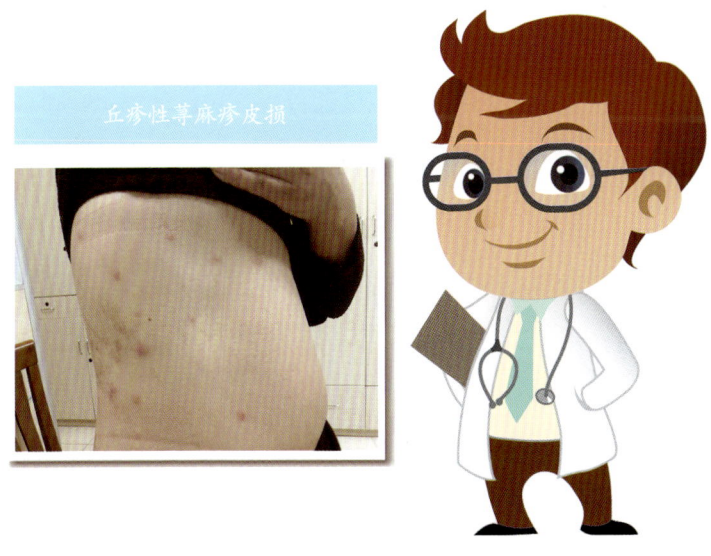

丘疹性荨麻疹皮损

83. 丘疹性荨麻疹能断根吗?

王阿姨和李阿姨一起去农家乐参加为期3天的活动,两个人住同一间房间。回来后她们的身上都发了一个一个散在的红色皮疹,奇痒难忍。两人一起去了医院,医生告诉她们这是丘疹性荨麻疹,是因为在农家乐游玩过程中被昆虫叮咬后出现的皮肤过敏反应。医生给她们吃了抗过敏的药片,外用止痒药膏。10天后王阿姨皮肤完全好了。而李阿姨老的一批皮疹消退了,新的一批皮疹又出现了,此起彼伏。

为什么王阿姨丘疹性荨麻疹治好了,而李阿姨治不好呢?

丘疹性荨麻疹是一种炎症性过敏性皮肤疾病。既然是一种过敏性皮肤病,当然除了昆虫叮咬等诱发因素外,也与患者本身的个体素质有关。经常患者会问医生:"我和我先生睡同一张床,吃同样的东西,为什么我发丘疹性荨麻疹他没有发呢?"这主要是两个人的个体素质不一样。同样王阿姨在离开了农家乐的生活环境,不再接触昆虫后皮疹就治愈了。而李阿姨虽然离开了农家乐的生活环境,她现在的住家环境中可能也有昆虫存在,她本人又是丘疹性荨麻疹的好发体质,皮疹就会好了又发,层出不穷。

大部分丘疹性荨麻疹患者是由于特定的环境因素发病,这些人经过治疗,如果不再接触致病原因,丘疹性荨麻疹就断根了。而那些特应性体质的患者在得了丘疹性荨麻疹后会反复发病。每年春夏秋三季全身发红疹,奇痒难忍,夜不能寐,非常痛苦。于是这些病人就会有"丘疹性荨麻疹能不能断根?"这样的问题。

对于这些特异体质的病人现在确实没有一劳永逸的断根治疗方法。

以下这些方法可以帮助病人很好的控制症状,改善自我感受,提高生活质量。

(1) 口服抗组胺药可以有效的减轻甚至缓解瘙痒,减少皮疹的数量。所以这些病人丘疹性荨麻疹发作时适量口服抗组胺药。

(2) 避免吃生冷的、刺激性食物。

(3) 有特异体质病人的家庭尽可能不要饲养猫狗等宠物。因为猫狗身上容易有寄生虫,可引起丘疹性荨麻疹。

(4) 平时少去公园草地和树下等昆虫相对较多的地方活动。

(5) 在家或外出,尽量穿长裤和长袜。

(6) 家里的床单被子要经常洗晒。

(7) 房间里面要注意杀虫消毒。

(8) 新买的衣服或者去年的衣服要洗后再穿。

(9) 适当锻炼、规律生活,提高自身免疫能力,可以有效减少丘疹性荨麻疹的发病。

总之,许多丘疹性荨麻疹患者不再被昆虫叮咬后就不再发病了。对于那些特异体质的病人,要注意积极预防、适当治疗,也能够很好地控制症状,减少发作,提高自己的生活质量。

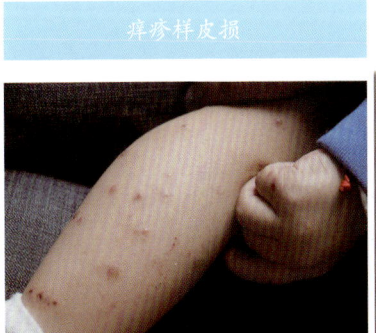

痒疹样皮损

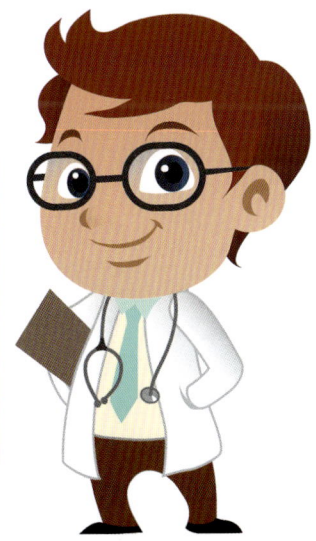

84. 皮肤过敏后会不会留瘢痕？

爱美的小张新买了一盒面膜迫不及待的敷在了脸上。第二天小张的脸不但没有变美反而又红又肿。沮丧的小张赶忙到医院看病。医生说小张敷面膜过敏了。小张紧张的问医生："皮肤过敏会不会留瘢痕？"

皮肤过敏是由于接触了某些过敏物质后在皮肤上出现的超出寻常的不舒适反应。1/3的皮肤病是因为皮肤过敏引起：可以是像小张这样因面膜引起的接触性皮炎；也可以是服药后出现的药物过敏；被昆虫叮咬后引起的丘疹性荨麻疹；吃了过敏性食物引起的荨麻疹；特异体质导致的湿疹或者特应性皮炎等。

皮肤过敏后皮肤会发红水肿，皮肤温度升高。皮肤发红主要是因为皮肤真皮层的毛细血管扩张充血，过敏部位的血流量就会增加，皮肤温度就会升高。皮肤水肿是因为皮肤细胞内或者细胞间的液体增多。皮肤过敏也是一种炎症性皮肤疾病，有些可以看到真皮内淋巴细胞浸润，出现炎症反应。

那么什么样的损害会引起瘢痕呢？瘢痕是由于创伤、切割伤、烧伤、感染等因素引起的真皮深层及皮下组织损伤后出现的纤维组织增生。也就是说引起瘢痕的第一要素是要有一个外伤的过程，例如在经历了一次手术后手术部位会出现瘢痕，皮肤中度或者重度烧伤后会出现瘢痕。瘢痕形成的第二个要素是皮肤损害要达到一定的深度。皮肤覆盖在我们身体最外层，它由3层组成，最接近我们体表的是表皮，下面是真皮，最下面是皮下组织。表皮内没有血管，所以表皮损伤后不会引起出血，也不会产生瘢痕增生。真皮内开始有血管和纤维组织。一旦皮肤破损后出血了就说明损伤达到真皮层。损伤只有达到真皮深层或者更深的皮下组织层后才会出现瘢痕。

皮肤过敏只是表皮或者真皮浅层的水肿和发炎,没有创伤或者切割伤,所以皮肤过敏后不会形成瘢痕。但是因为皮肤过敏是一种炎症性疾病,并且损害可以达到真皮层,所以许多皮肤过敏后会留下色素斑,当然这种色素斑是暂时的,过一段时间就会消失。

虽然皮肤过敏不会留下瘢痕,但是也不能掉以轻心。如果皮肤过敏后出现了很严重的皮肤感染和皮肤损伤,损伤达到真皮深层及皮下组织,也会出现瘢痕。所以皮肤过敏后即使皮肤很痒也不要过度搔抓,以免引起皮肤破损或者皮肤感染。

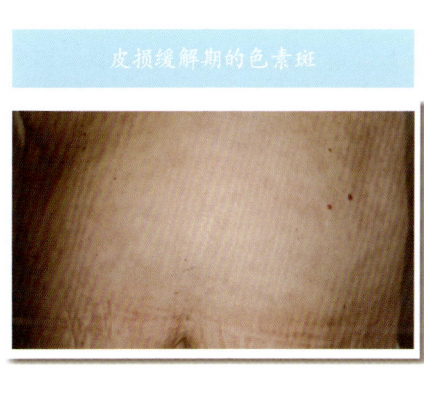

皮损缓解期的色素斑

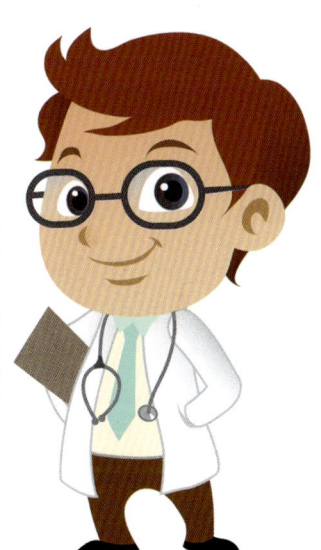

85. 婴幼儿会皮肤过敏吗？

婴幼儿由于他们自身免疫力差，特别是刚出生的新生儿免疫系统还没有完善，相比于成年人，婴幼儿更容易出现皮肤过敏。过敏体质是婴幼儿容易过敏的主要原因，这种过敏体质是可以遗传的。如果父母一方有过敏体质，孩子出现皮肤过敏的可能性是50%。如果父母双方都是过敏体质，孩子出现皮肤过敏的几率可以达到75%。另外婴幼儿皮肤薄嫩，自身保护能力差，许多过敏物质更容易透过皮肤引起皮肤过敏。

容易引起婴幼儿过敏的物质主要有三大类。第一类就是食物性过敏原，也是婴幼儿最主要的过敏原因，例如海鲜、蛋类、豆类等蛋白质过敏；第二类是吸入性过敏原，例如粉尘、灰尘、花粉等；第三类是接触性过敏原，例如尿布、面霜及通过多种途径接触的细菌、真菌等过敏。许多婴幼儿母乳喂养时没有发生皮肤过敏，停喝母乳用牛奶喂养后就出现湿疹或者荨麻疹这样的过敏性皮肤病。有婴幼儿春天随父母赏花回来后就出现皮肤过敏。尿布的某些成分也容易引起婴幼儿接触部位的皮肤过敏。

婴幼儿出现皮肤过敏后会在皮肤上出现红色的皮疹，皮肤瘙痒。有些婴儿不会说话，就会用手去抓皮肤，把皮肤抓破。有些严重的皮肤过敏会因为皮肤非常瘙痒而影响婴幼儿的生活，一些不会说话的婴儿就会大声啼哭甚至尖叫，不愿意吃奶，晚上烦躁不能按时入睡，就是大人哄抱他也会抵抗。有些婴幼儿皮肤过敏后会经常揉眼睛，抠鼻子，打喷嚏，流鼻涕。连续打喷嚏更是过敏的表现，家长要引起重视。

一旦家里有婴幼儿皮肤过敏，家长要注意以下几点：①辅食需逐渐添加和优先添加常见食物。②避免致敏食物，确认过敏食物后需要停食该食物3～6个月以上。③灰尘和尘螨容易诱发婴幼儿过敏，家中应避免使用毛毯、地毯以及毛绒玩具。④部分婴幼儿容易对动物皮毛过敏，这些小孩的家庭尽可能不要饲养猫狗等宠物，避免使用动物皮毛制品。⑤保持家庭环境清洁整洁。⑥春天鲜花盛开空气中弥漫着花粉等致敏物质，这时尽可能不要带孩子去花丛多的地方。⑦不要去新装修的房子。一些油漆、涂料的气味也会引起婴幼儿皮肤过敏。⑧回到家第一时间洗脸洗手，换居家衣服，把过敏物质洗掉，减少过敏机会。

总之婴幼儿比成人更容易出现皮肤过敏。这就需要家长更精细地去呵护婴幼儿的皮肤。

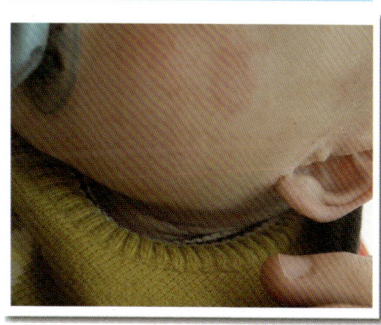

婴儿湿疹皮损

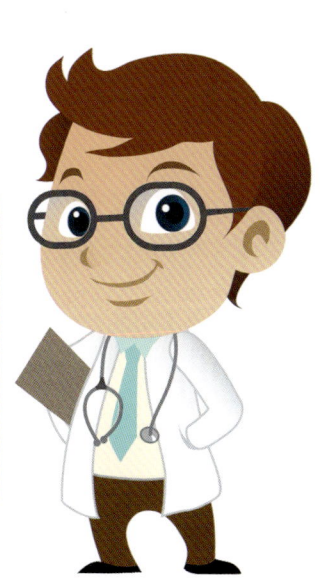

86. 小孩子怎么会长"奶癣"?

门诊上许多家长带宝宝看皮肤病,都被医生诊断为婴儿湿疹。婴儿湿疹俗称"奶癣"。因为许多婴儿湿疹是在吃奶的年龄阶段发病,这些孩子的脸上会隔三差五长一些红色疹子,一圈一圈的像癣一样,所以老百姓就形象地把它叫作"奶癣"。婴儿湿疹一般在出生后1~3个月发病,1年以后皮疹会逐渐减轻。婴儿湿疹与成年湿疹一样也是一种过敏性皮肤疾病,反复发作。引起婴儿湿疹的原因主要有以下几点:

(1) 遗传因素:婴儿湿疹的发病与遗传有密切关系。通过检查发现,婴儿湿疹会存在免疫异常现象,婴儿湿疹的患儿血清中IgE含量比正常婴儿高,部分是由遗传因素决定的。

(2) 蛋白质过敏:高蛋白质食物是会引起婴儿湿疹的。我国有"坐月子"的习惯,许多妈妈在"坐月子"时大量食用鸡鸭鱼肉虾等高蛋白食物,有的还会食用海鲜、牛肉、羊肉等发物。这些高蛋白食物就会诱发婴儿湿疹,或者加重婴儿湿疹。

(3) 气温和环境因素:皮肤干燥是婴儿湿疹的又一个重要的原因。冬天天气寒冷皮肤血管收缩,皮肤出汗少,皮肤分泌的皮脂腺也减少,皮脂腺具有滋润皮肤的功效。出汗和皮脂腺分泌减少了,皮肤就会干燥。而夏天气温高,皮肤出汗多,皮脂腺分泌也多,皮肤是湿润的。所以冬天婴儿湿疹的发病就会比夏天多。还有到了冬天许多家庭就会开空调取暖,空调会吸收空气中的水分,使环境处于干燥的状态。这样的环境不利于婴儿湿疹的患儿。这时候最好能使用加湿器来增加环境湿度,使婴儿的皮肤不要太干燥。

(4) 过度洗护:婴儿由于好动、

用尿布等原因家长会经常给他们洗澡。如果每次洗澡都使用沐浴露会破坏婴儿皮肤表面的油脂，破坏孩子的皮肤屏障功能，导致婴儿湿疹发病。所以给孩子洗澡就用清水洗，一周使用一次沐浴露就可以了。

（5）吸入物过敏：有些婴儿会对空气中的粉尘、灰尘、花粉等过敏，也会对油漆、涂料等过敏。所以不要带婴儿湿疹的孩子去花草堆玩，也不要带他们住新装修的房子或者去新装修的商场。

总之，很多因素会导致婴儿长"奶癣"，年轻妈妈们一定要了解这些致病与加重的因素，尽可能避开这些因素，减少婴儿湿疹发生的概率。

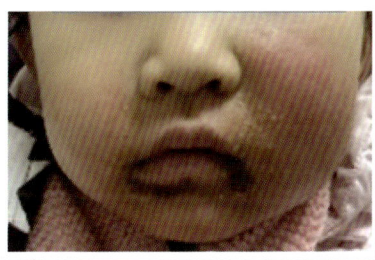

婴儿湿疹皮损

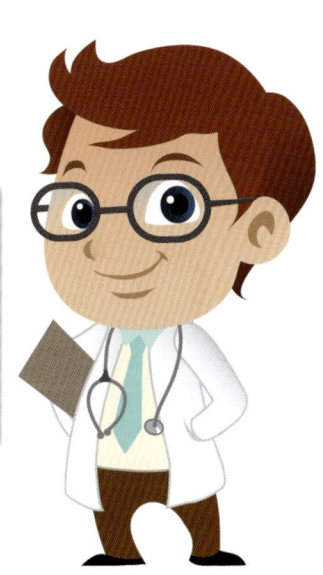

87. 湿疹儿童的皮肤该怎么护理？

湿疹是一种过敏性、复发性皮肤疾病。因为反复发作，许多儿童的家长就会非常困惑甚至束手无策，湿疹儿童的皮肤该怎么护理呢？

（1）注意保湿：皮肤干燥是湿疹的一个重要的发病原因，所以润肤剂的使用可以有效的减轻和缓解湿疹的发病。根据湿疹的严重程度，可以每天2次或者多次使用润肤剂。不同的季节润肤剂的选择也不同。一般来说润肤乳比润肤霜更油一点，更能滋润皮肤。夏天用润肤霜冬天用润肤乳。有些添加剂会对皮肤产生过敏，所以要选择没有添加剂的润肤霜（乳）。

（2）少用沐浴露或者肥皂：湿疹的儿童应该每天洗澡，洗澡可以洗去汗液、口水、食物汁液对皮肤的刺激。但是在洗澡时尽可能少用碱性肥皂或者沐浴露。因为儿童的皮肤薄嫩，经常使用沐浴露会过多的洗掉儿童身上本来就不多的皮脂，而皮脂有保护皮肤免受细菌等外来物质破坏的作用。

（3）低水温洗澡：水温过高会使儿童的皮肤毛细血管扩张，使皮肤的水分流失增加，皮肤更加干燥。可以在儿童的洗澡水里加几滴沐浴油，让儿童在水里浸泡10～20分钟，用油剂来锁住皮肤的水分，使皮肤更滋润。

（4）穿宽松全棉的衣服：由于儿童好动，不要给他们穿过多的衣服，否则过热出汗会加重湿疹。衣服太小或者穿得太紧容易造成衣服与皮肤的摩擦，刺激皮肤产生瘙痒。因为"瘙痒—搔抓—瘙痒"的恶性循环也会加重儿童的湿疹。全棉的衣服柔软吸水性好，即使出汗了汗液也容易被衣服吸干，而一些纤维面料的衣服，或者由于坚硬刺激儿童的皮肤,或者由于透气性不好使皮肤上的汗液得不到及时的清除而滋生细菌等微生物生长,诱发或加重湿疹。

(5)勤剪指甲:湿疹是一种瘙痒性皮肤病,儿童因为皮肤瘙痒会无意识的去搔抓,经常会抓破皮肤。儿童的指甲给剪短了,就不容易抓破皮肤。晚上睡觉时可以给儿童的双手套上薄薄的小手套,这样也不会抓破皮肤。

(6)保持环境卫生干净:有条件的家庭可以每天用除螨仪进行消杀。经常清洗衣被,儿童衣服被子清洗时尽可能用少一点洗衣粉,也不要使用精纺,因为过多的洗衣粉的残留和精纺的香味会影响儿童的皮肤。

总之,湿疹儿童的皮肤无论是否有皮疹都是需要精心护理的。湿疹发作时既要用药物治疗,也要注意保湿等基础皮肤护理。没有皮疹的时候也不要忘了按时涂润肤露。

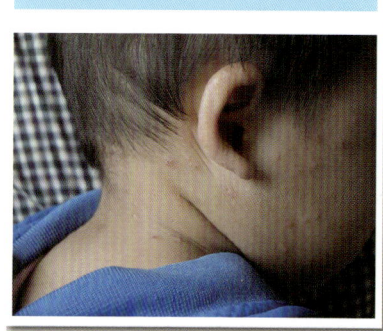

婴幼儿特应性湿疹

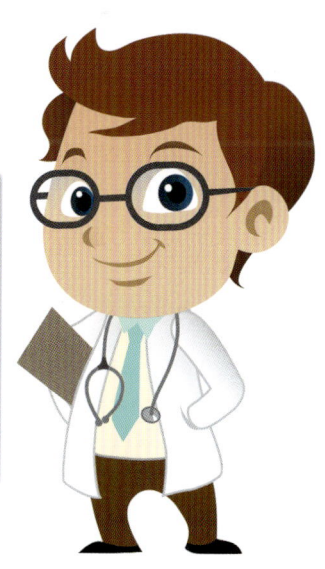

88. 婴幼儿皮肤过敏选用药物时应注意什么？

婴幼儿皮肤过敏后常用的药物有两大类，一类是口服药，一类是外用药。一般要根据病情的轻重进行选择，如果病情较轻，就选择外用药膏或者药水。如果病情比较重，就要选用口服药了。

婴幼儿皮肤过敏常用的口服药是抗组胺药。一般来说如果病情重影响了婴幼儿的睡眠或者是剧痒难忍就需要口服抗组胺药。抗组胺药又分为第一代抗组胺药和第二代抗组胺药。现在更多的使用第二代抗组胺药。常用的剂型有口服液、滴剂、干混悬剂等。多数二代抗组胺药的说明书提示只能用于2岁或2岁以上儿童。西替利嗪滴剂、氯雷他定糖浆和地氯雷他定干混悬剂可以用于1~2岁幼儿。6个月以下的婴儿不建议口服抗组胺药。

抗过敏的药膏主要分为两大类：激素类和非激素类药膏。

激素类药膏是最常用的抗过敏外用药膏。又可以根据所含激素的强弱分为弱效、中效、中强效、强效和超强效。婴幼儿尽可能选用弱效和中效药膏。像面部、阴囊等皮肤薄嫩部位不要长期使用激素药膏，以免引起激素依赖。

非激素类药膏有钙调磷酸酶抑制剂和其他类型的药膏。现在钙调磷酸酶抑制剂越来越多的用于特应性皮炎等过敏性皮肤疾病。钙调磷酸酶抑制剂不含激素，2岁以上才能使用，不会引起长期使用激素药膏后的副反应。面部过敏最好也选择钙调磷酸酶抑制剂。其他非激素类药膏主要指中药药膏或者氧化锌、硫酸铜锌等，它们对轻度过敏有效，严重的过敏在口服抗过敏药物的基础上加用激素或者钙调磷酸酶抑制剂。

外用药膏之所以可以治疗皮肤过敏是因为皮肤的角质层可以吸收药物,从而修复我们的皮肤。皮肤角质层的厚薄以及角质层的含水量等因素会影响皮肤对药物的吸收。一般来说皮肤越薄对药物的吸收越多,皮肤含水量越高对药物吸收越多。婴幼儿皮肤娇嫩,皮肤薄,皮肤含水量多,所以相比于成年人,婴幼儿药物的选择药效要轻,用药量要少,用药时间要短。即使是同一个患儿的不同部位外用药的选择也不一样。阴囊是全身皮肤最薄的地方,药物选择药效更要轻,脸部血管丰富,皮肤也很薄嫩,因此最好也是选择弱效药物。手掌和足跖是全身皮肤最厚的部位,就要选择作用较强的药物。夏天出汗多血流快,药物吸收多,这时候药物选择要轻,而冬天皮肤干燥药物吸收少,这时候要用强效药膏。

总之婴幼儿皮肤过敏时要选择抗过敏的口服药或者外用药。同时要根据病情轻重、发病部位选择不同的外用制剂。如果是眼周要注意婴幼儿揉眼造成药膏对眼的刺激,如果是口周要注意婴幼儿允指的影响。

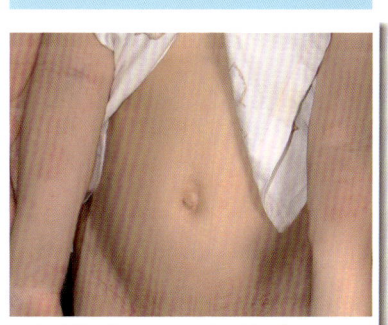

幼儿特应性湿疹皮损

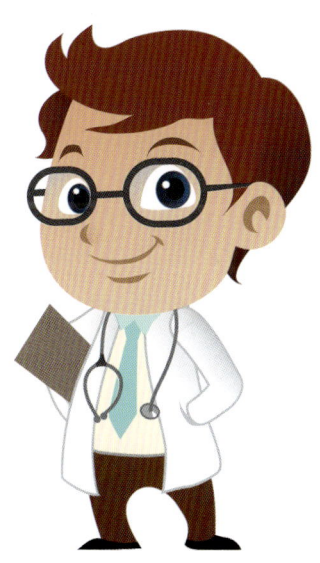

89. 皮肤过敏婴幼儿的食物选择有什么要求？

食物过敏是婴幼儿皮肤过敏的一个重要原因。随着年龄的增大，这种现象会得到改善。因此有食物过敏的婴幼儿我们要尽早的去管理他们的饮食。

皮肤过敏的婴幼儿最好坚持母乳喂养。因为婴儿肠道发育还不成熟，母乳喂养可以减少异体蛋白质的接触。母乳中的特异性抗体可诱导肠黏膜耐受，从而减少婴儿发生因食物而引起的皮肤过敏。婴儿1～4个月尽量采用纯母乳喂养；4～6个月时再添加辅食。父母有食物过敏史的婴儿，1～6个月都要纯母乳喂养，最好坚持母乳喂养至10～12个月。对于妈妈没有母乳的1岁以下婴儿可以使用低敏奶粉喂养。

注意辅食品种的选择。引起婴幼儿食物过敏的主要是异体食物中的糖蛋白。婴幼儿常见的致敏食物有牛奶、鸡蛋、牛羊肉、鱼虾和贝壳类海鲜、花生、大豆、柑橘、小麦、蘑菇、米醋等。牛奶中有40多种糖蛋白可以引起婴幼儿皮肤过敏。鸡蛋清中的卵蛋白、卵黏蛋白也可引起过敏。鳕鱼、大虾、贝壳等海鲜因为高蛋白不易消化也容易引起皮肤过敏。大豆及花生中也有多种可诱发皮肤过敏的抗原存在。蘑菇米醋因是霉菌制品易引起过敏。所以在辅食添加过程中不应过早添加这些食物。不新鲜的鱼类会释放过多组织胺引起过敏，所以要注意食用新鲜的鱼类。

注意辅食的添加顺序。给婴幼儿添加的辅食应该是既易于消化又不易引起过敏的食物。米粉可以是首选的辅食，其次是蔬菜、水果，最后是肉、鱼、蛋等蛋白质含量较高的食物。建议辅食添加的顺序依次为谷物-蔬菜-水果-肉、鱼、蛋。

像鸡蛋清、花生、海鲜等较易引起过敏反应的食物最好1岁以后再添加。给婴儿添加辅食要从一种辅食到多种辅食、每种辅食从少量开始逐步增加、从稀释几倍到直接食用。每次增加了新的辅食,要观察婴幼儿胃肠道的耐受性和接受能力,如果没有过敏反应,就可以再添加新的辅食。

注意辅食的添加剂。有些婴幼儿会对加工食品过敏,引起加工食品过敏的主要是这些食品中的添加剂。常见的添加剂有亚硫酸盐或二氧化硫。这些添加剂会用在香肠、蜜饯、糖果、饼干等食品中。所以有皮肤过敏的婴幼儿要避免食用有添加剂的食物。

总之,皮肤过敏的婴幼儿一方面要避开高蛋白不易消化的食物,一方面要注意营养均衡。大部分因食物引起的皮肤过敏会随着婴幼儿年龄增大而越来越缓解。所以婴幼儿某些食物不能吃只是暂时的,过一段时间就可以吃了。

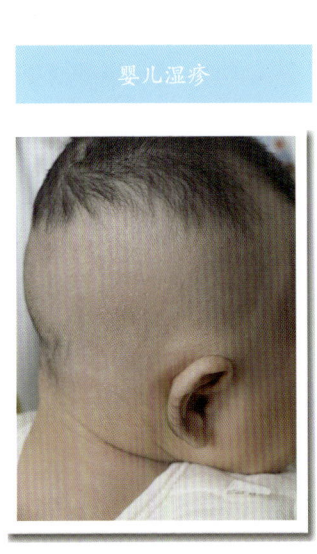

婴儿湿疹

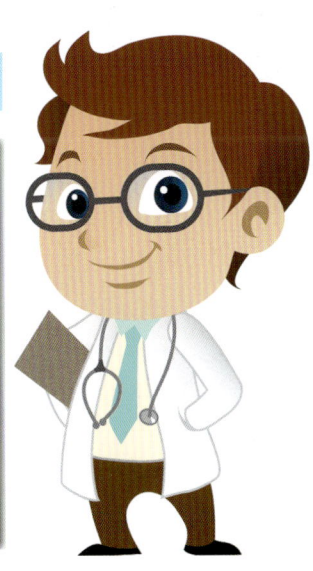

90. 特应性皮炎的表现和患病年龄有关吗？

特应性皮炎是一种与遗传过敏有关的皮肤疾病，在不同的年龄阶段它的皮肤表现是不相同的。一般分为婴儿期、儿童期和青年及成年期特应性皮炎，目前将大于60岁的特应性皮炎列为老年性特应性皮炎。

婴儿期特应性皮炎发病年龄是在2岁以内。常常在出生后1个月左右发病。皮损主要发生在两颊、额、头皮等处，个别病例可发展至躯干、四肢，瘙痒严重。依其皮疹特点可分为两型，渗出型和干燥型。渗出型的湿疹多发生于肥胖有渗出性体质的婴儿，看上去面部红彤彤、亮晶晶、水嗒嗒的，会有粘在皮肤上的痂，脑袋上也有一层湿嗒嗒的痂；干燥型的皮疹常见于瘦弱的婴儿，为淡红色或暗红色斑片，皮肤干燥无明显渗出，有些婴儿头面部也有痂，但是这些痂是干的，没有渗出。许多患儿会在2岁左右皮疹消退而痊愈。

儿童期特应性皮炎发病年龄是2岁以上至青春发育阶段。大部分患儿是婴儿期的继续，也可以从儿童期开始发病。80%患儿发病主要出现在6岁前，6岁以后就不再发病。20%的患儿会持续到发育期。患儿可以有面色苍白，眼眶周围皮肤干燥、发黑等特应性皮炎面容。根据皮疹特点又分湿疹型和痒疹型。湿疹型的皮损表现与成人的亚急性和慢性湿疹相似，瘙痒严重。可以看到针尖大丘疹、丘疱疹和小水疱，融合成片，皮肤比较干燥，鳞屑也比较多，严重的出现苔藓化，也就是皮肤像动物皮一样粗糙，沟纹很明显。常常发生在肘窝和两小腿的屈侧，也可以累及颈外侧及四肢其他部位。痒疹型的皮肤表现是全身散发结节样丘疹，这种丘疹一个个孤立存在，比较干比较硬。多发生在四肢伸侧和背部，瘙痒非常剧烈。

青年及成年期特应性皮炎发病年龄是在发育以后。部分是儿童期的延续，极少部分是初发，在发育后才开始发病。这期的皮肤损害与儿童期晚期皮肤损害非常相似。主要表现为皮肤干燥、瘙痒严重。眼睑部皮疹严重，半数以上病人有眼周边界不清楚的暗灰色晕，也称为特应性皮炎特征性面容。颈部、四肢肘、腘窝关节皱褶部位暗褐色粗糙鳞屑性皮损。除湿疹的皮肤改变外，常常伴有鱼鳞病、眶周黑晕、干皮症、掌纹征、毛周角化、唇炎等。在毛囊口出现针尖大小丘疹，这也是特应性皮炎非常有特征的毛周隆起。

近年来，临床上越来越多地关注到了老年性特应性皮炎。皮损多见于四肢伸侧及躯干，头颈部受累较少。独特的临床特征包括：皮肤干燥，明显、长期的皮肤瘙痒，有散在性或片状粗糙增厚性皮损，也有痒疹样结节性皮损等。皮损表现多样化，诊断时要进行仔细的鉴别，以免误诊。

总之，特应性皮炎是一种非常瘙痒的、容易反复发作的难治性皮肤疾病。在不同的年龄阶段会有不同的皮肤损害。

（81~90问由姜培红撰写）

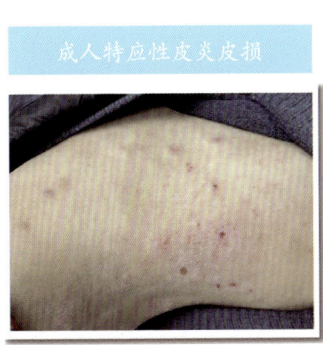

成人特应性皮炎皮损

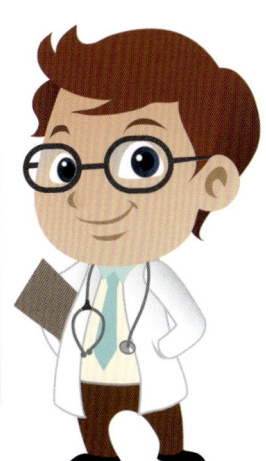

91. 皮肤痒，医生为什么不让搔抓？

瘙痒是引起搔抓欲望的一种感觉。人的一生中必会经历过皮肤瘙痒这个不愉快的感觉，比如被蚊虫叮咬、几乎各种皮肤疾病尤其是过敏性皮肤疾病都会导致瘙痒，严重者反复挠抓，夜不能寐。可到医院看病时却被医生告知不能抓，很多人困惑不已，难道挠痒痒也是错的吗？

目前瘙痒的机制还不明确，最常见的皮肤源性瘙痒，是由皮肤炎症、外界伤害刺激等引发的，有研究发现很多介质参与了皮肤瘙痒的发生。当皮肤接触到刺激物或致敏物时，肥大细胞、嗜碱性粒细胞就会释放组胺、前列腺素、多肽类、蛋白酶等物质。这些物质可引起或加重瘙痒的感觉。许多学者认为，瘙痒和疼痛的感觉是密切相关的，通过神经纤维向大脑传输。挠抓可以引起痛觉暂时性压制痒的感觉，所以很多患者都有这样的体会，挠抓至皮肤疼痛了，瘙痒也就缓解了。其实这样做会导致更多的介质释放，最终进入"越抓越痒，越痒越抓"的恶性循环。近来有研究表明，发生搔抓行为时大脑的初级躯体感觉皮层参与调控。初级躯体感觉皮质可能负责处理瘙痒感受，并发出搔抓行为，边缘系统及纹状体的参与可能与搔抓欲望密切相关，通过搔抓来缓解瘙痒这种处理模式可能在慢性瘙痒症患者的"瘙痒—搔抓—瘙痒"恶性循环中起关键作用，打断这种行为模式的药物或许是治疗因搔抓而加重皮肤疾病的新切入点。瘙痒本身可作为压力源影响下丘脑-垂体-肾上腺皮质轴，影响调节人体的诸多生理节律。其中长期激素失调可导致如可的松介导的抗炎节律及退黑素调控的睡眠节律紊乱，易产生夜间瘙痒加重和睡眠紊乱。另一个相关的受影响的调节系统是自主神经系统。副交感神经通常在夜间兴奋，而交感神经在清晨兴奋，在压力因素（包括痒本身）会导致这一系统生理节律进一步紊乱，加重了夜间瘙痒。这也是很多过敏性疾病不容易治愈的重要原因。近年人们越来越关注压力对瘙痒的影响及心理和教育的干预作用，如放松疗法等可阻断压力导致"痒—抓—痒"的恶性循环，用于管理慢性瘙痒患者。

另外，挠抓可以导致我们皮肤屏障的破坏。皮肤是我们人体最大的器官，是抵御外界环境有害物质侵袭的第一道屏障。挠抓会导致皮肤破损，病毒、细菌及其他一些有害物质乘虚而入，通过皮肤进入血液，给人体带来伤害。

积极寻找瘙痒的原因，才是解决问题的根本之道。瘙痒最常见的原因是过敏性皮肤病，比如湿疹、特应性皮炎、荨麻疹、痒疹等。也有季节性因素，比如冬季皮肤干燥导致单纯性的皮肤瘙痒。但不是所有的瘙痒都是皮肤引起的，糖尿病、甲状腺疾病、肝肾功能不全、自身免疫性疾病、血液病，甚至恶性肿瘤等都可以引起皮肤瘙痒。中老年皮肤瘙痒患者，反复治疗效果较差时，需要进行详细的检查以排除系统性疾病。

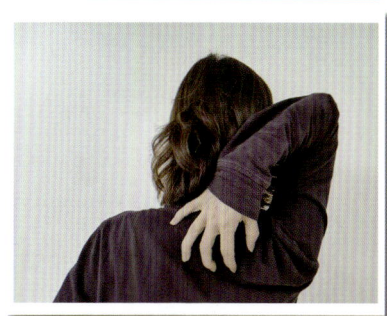

瘙痒易引发搔抓

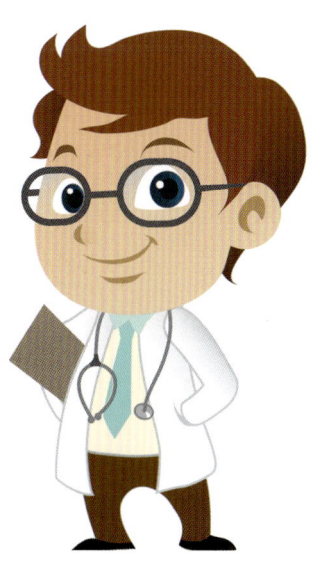

92. 过敏性皮肤病热水越烫越舒服吗？

自从入冬后王老伯先是小腿皮肤瘙痒，然后是全身皮肤瘙痒，听说用热水烫皮肤可以缓解瘙痒。他就也开始每天用热水烫烫，似乎能缓解，但维持时间很短，以至于现在一天洗3次热水澡也不过瘾，有时半夜痒醒，冲进浴室，还要洗个热水澡，搞得全家受影响，苦不堪言。没办法王老伯只好去医院看病，求助于医生有什么办法可以缓解瘙痒。医生对王老伯的皮肤做了详细的检查，发现王老伯是季节性皮炎，本来用点药就可以缓解的，但他频繁洗热水澡这个习惯加剧了病情，导致皮肤逐渐增厚，瘙痒一发而不可收拾了。医生在给王老伯药物治疗的同时告诉他不能用热水烫，还建议他每天2次使用润肤剂。经过一段时间的治疗，他和瘙痒说"再见"了。

王老伯的问题我们很多人都会碰到，过敏性皮肤疾病皮肤本身的炎症会导致皮肤屏障损伤，热水烫洗更是雪上加霜。众所周知，人体依靠皮肤屏障抵御外界有害刺激侵袭及维持机体内环境的稳定。有研究表明，过敏性皮肤疾病患者的皮肤屏障功能受损，表皮脂质合成减少，角质层含水量下降，角质层穿透性增加，经皮水丢失增加，角质层水化作用降低并有 pH 值改变。曾有研究表明，高温环境中可通过激活细胞外信号调节因子，破坏表皮细胞离子通道的平衡，诱发和加重湿疹。流行病学调查发现经常泡温泉、蒸桑拿的人，患乏脂性湿疹的概率增高。过高的水温除了刺激皮肤以外，还能洗去皮肤表面的油脂。随着年龄的增长，皮脂腺会出现萎缩同时伴有数量的减少，这样一来皮肤的砖墙结构受到破坏，皮肤随之会出现干燥脱屑瘙痒等一系列症状。另外，人体皮肤的正常pH值通常是处于一种微酸性状态，范围在5.5~6.5之间，当使用偏碱性的沐浴液后会影响皮肤pH值。保持正常的酸性状态对保护皮肤抗细菌和真菌的侵害很重要，过酸或过碱，会减弱皮肤对外界环境酸碱变化的缓冲和保护作用，导致皮肤炎症的发生。

频繁和长时间洗热水澡，过多使用碱性清洁剂和极少使用润肤剂都是导致皮肤屏障破坏的重要危险因素。许多人喜欢一洗澡必定要用肥皂或沐浴乳，不然觉得没洗干净，还有许多人没有沐浴后涂抹润肤乳的习惯，为了使自己拥有健康的皮肤，一定要改变不合适的生活方式，采用正确的清洁和保养方法。

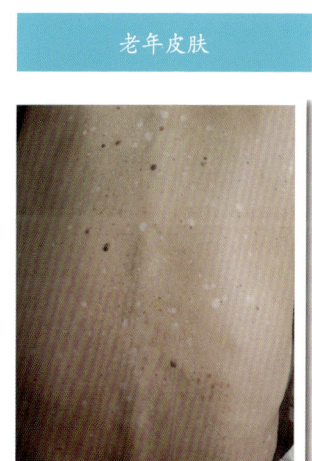

老年皮肤

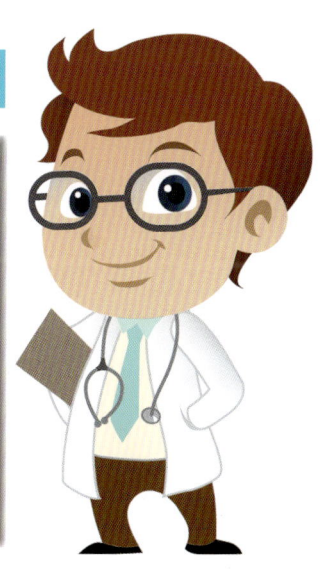

93. 容易过敏的皮肤该怎样护理？

小李又到皮肤科看病了，身上被虫叮咬后出现的红疹有3周了仍然还没有消退，瘙痒还是那么明显。平时吃些海鲜类食物，他的身上也容易出现皮疹。小李感叹道："我的皮肤很容易过敏，怎么办呀？"

小李的皮肤的确是有问题的，他的体质属于特应性，从小患有过敏性鼻炎，至今还未完全治愈。他的皮肤屏障功能与正常人是有差异的，遇到天气干燥、昆虫叮咬、精神压力等情况时，皮肤极容易瘙痒。出现皮疹时，也较一般人群消退速度慢，医生依据他的病症诊断为特应性皮炎，给予相应的药物治疗和辅助治疗。小李的病症基本控制了。为了减少皮疹的复发，医生叮嘱小李要注意做好皮肤的护理。那么，像小李这样容易过敏的皮肤该怎样护理呢？

容易过敏的皮肤往往皮肤表层结构有问题，极容易受损，致敏原和微生物会乘虚而入。因此，加强皮肤保护至关重要。皮肤干燥时，皮肤浅层缺乏水分，容易干裂，需要加强保湿和润肤。为防止致敏原入侵，平时注意减少致敏原的接触，远离致敏物。为防止微生物的入侵，日常生活中要注意皮肤表面的清洁，同时切勿搔抓。搔抓很容易使皮肤破溃，微生物入侵皮肤形成感染，也可以作为超抗原引起皮肤致敏。不仅仅是搔抓，擦伤、刺伤、烫伤、手术创伤等各种外伤一旦破坏浅表皮肤，均可导致皮疹的发作。昆虫叮咬同样是一种外伤，可以使原本有问题的皮肤屏障打开了对外的窗口，局部组织结构发生改变，出现免疫性炎症反应，导致受损部位及其周围湿疹样表现。因此，对于容易过敏的皮肤来说，避免各种外伤和昆虫叮咬十分重要,保持皮肤的结构完整,减少微生物的感染和炎症反应。避免穿化纤衣服,减少摩擦、避免热烫和防晒等对于减少皮肤的微创伤均是有益的。适当锻炼,合理膳食,保持充足的睡眠,有利于提高全身的免疫能力,促进机体抵御微生物的入侵。过敏皮肤的皮疹容易发生在弯曲部位,局部相对潮湿,应及时清洗和处理,免于微生物的过度存留,增加感染机会。调节好情绪,保持良好的心态,正确的认识皮肤过敏及其防治,也有利于加强过敏皮肤的护理。

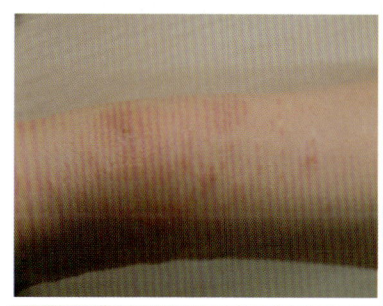

虫咬伤后所致的过敏性皮损

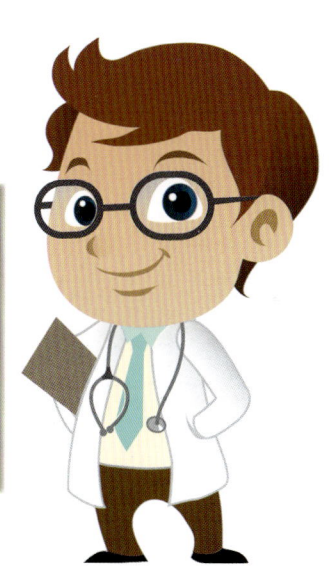

94. 过敏性皮肤病患者要忌口吗？

每逢佳节都是亲朋好友相聚的美好时光，相聚一般少不了聚餐。每当这时许多有过敏性皮肤疾病的患者就很纠结，面对一桌美味佳肴，该如何取舍呢？

近30年来过敏性疾病的患病率增长了3倍以上，成为世界第六大疾病，湿疹是最常见的过敏性皮肤疾病。越来越多的研究表明，食物过敏是导致儿童湿疹最常见的外因。在患有湿疹的儿童中食物过敏的发生率为20%～80%。曾经有学者对3～12个月的婴儿进行变应原的测试，发现阳性率由高到低的食物依次为鸡蛋、牛奶、大豆、鲤鱼、花生、小麦粉。有人认为，可能是婴幼儿的免疫系统尚未健全及混合喂养乃至纯人工喂养等因素造成的。牛奶和鸡蛋的过敏是暂时性的，随着年龄的增长，过敏食物的种类和严重程度会发生变化。在临床上很多患者不止对一种食物过敏，通常有好几种食物同时过敏，或与其他如花粉、螨虫等过敏并存。根据食物过敏的免疫反应特点，将其分为 Ig E 介导型食物过敏和非 Ig E 介导型食物过敏。Ig E 介导型食物过敏引发的症状发生速度快，大都在数分钟至1小时内。而非 Ig E 介导型食物过敏症状发生缓慢，可以是再次接触过敏物的1～3天，也可以是1～2周。所以当你怀疑自己有食物过敏的问题，最好到医院做个过敏原检测或食物激发实验，以明确有无食物过敏。如果盲目地忌口容易导致营养失衡。

春天是百花开放的季节，人们喜欢外出踏青。对于有光敏感疾病的患者来说，除了要做好防晒以外，那些可以增加人体对光敏感的食物就要尽量避免了。光敏性食物指那些容易引起日光性皮炎的食物。通常来说，光敏性食物经消化吸收后，其中所含的光敏性物质会随之进入皮肤，如果在这时照射强光，就会和日光发生反应，进而出现裸露部位皮肤的红肿、起疹，并伴有明显瘙痒、烧灼或刺痛感等症状。在蔬菜中，最典型的光敏性食物是灰菜，但目前已经比较少见。芹菜、莴苣、油菜、菠菜、小白菜、紫云英、芥菜、马兰头等也是含有光敏性物质的。水果中的橙子、菠萝、无花果也可增加人体对光的敏感度。少部分人食用后日晒会引起植物 - 光敏性皮炎，因此两者不可在短时间内相继进行。

所以，过敏性皮肤疾病的患者需不需要忌口是因人而异、因病而异的。盲目的忌口容易导致营养失衡，影响身体健康。

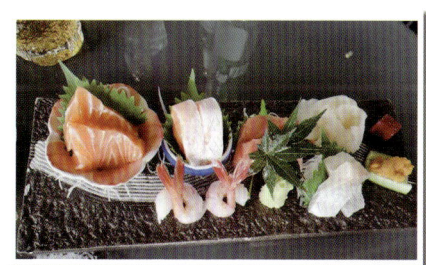
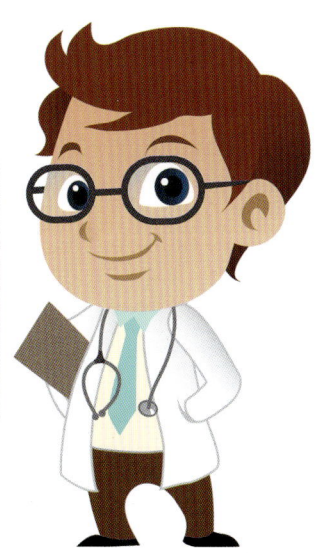

95. 湿疹是湿气太重导致的吗？

很多患者得知自己被诊断为湿疹时，都会问："医生，我是不是湿气重啊？"

确实中医认为，湿邪是导致湿疹发病的重要因素。湿是存在于自然界中的一种现象，属于中医的"六淫"之一。当湿气导致人体不适时，即为湿邪致病。湿邪可由外而入，也可由内而生。淋雨涉水、居住地潮湿均可感受湿邪。人体自身先天禀赋不耐，饮食失节，脾胃受损，脾失健运，导致湿热内生。

湿疹的发病进程体现了湿邪的致病特点。

（1）湿性重浊，易损伤阳气。很多湿疹患者都会觉得周身困重，昏昏欲睡，四肢懒怠乏力，没有食欲，大便稀薄。

（2）湿性粘腻，郁滞难消。当湿邪蕴积于肌肤与气血相搏，常出现水疱、丘疱疹、渗液、糜烂等急性湿疹的表现。同时其性黏滞，所以湿邪所致的皮肤病常迁延不愈，反复发作。因而湿疹可由急性变为亚急性、慢性，不断困扰着患者。

（3）湿为阴邪，湿性趋下，易伤阴位。湿邪致病部位多在下肢、外阴、阴囊、足部。如果兼受风邪、热邪，湿疹亦可发于上半身，甚至于泛发全身。

当然湿疹的发病机制中不单单有湿邪，往往与风邪、热邪同时侵袭肌肤。而慢性湿疹者多因久病耗伤阴血，血虚风燥，肌失濡养，导致皮肤干燥增厚，甚至出现苔藓样变。

湿邪的治疗常采用祛外湿、化内湿。治湿需辩上下、内外、寒热、虚实。对外来的湿邪根据可能的病因采用散寒、清热、芳香化湿。一般选用麻黄、桂枝、防风、浮萍等散寒祛湿；选用薄荷、金银花、连翘、赤小豆、蒲公英、紫地丁、苦参等清热祛湿；多选用藿香、佩兰、蔻仁等芳香化湿。《素问·至真要大论》说："诸湿肿满，皆属于脾。"所以健脾益气，运化水湿是治疗内湿之法。常用的药物有人参、党参、白术、茯苓、山药、生山楂、薏苡仁等。慢性湿疹病程日久，气血津液耗损，或过用祛湿药物伤津，均可导致血燥生风，所以在用药时要注意调护阴血。常用药物如生地黄、炙龟板、炙鳖甲、当归、玄参等。

药食同源，平时患者也可以用一些食物来祛湿。赤小豆能健脾益肾、清热解毒，薏仁利水消肿、健脾止泻、渗湿除痹。患者平时可以用这既是药品又是食品的"药食两用"品煮水代茶作为祛湿饮。如果睡眠不佳，可加入茯苓，既能健脾又能安神。山药益肾祛湿、健脾养胃，芡实具有益肾固精、补脾止泻，烧菜或煮粥时加入山药、芡实也能帮助祛湿。湿为夏之主气，故在夏季可用大麦芽、冬瓜、陈皮、生姜、猪瘦肉煲汤清热解暑、理气健脾。不食猪肉者可用玉米须、猪苓、生薏苡仁、陈皮、黑豆、牛肉、生姜煲汤，同样能清暑利湿、健脾。

正气存内，邪不可干，平时注重锻炼身体，使机体拥有较强的免疫力，这样才能抵御外邪的侵袭。

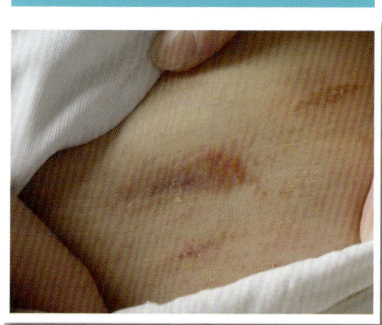

亚急性湿疹皮损

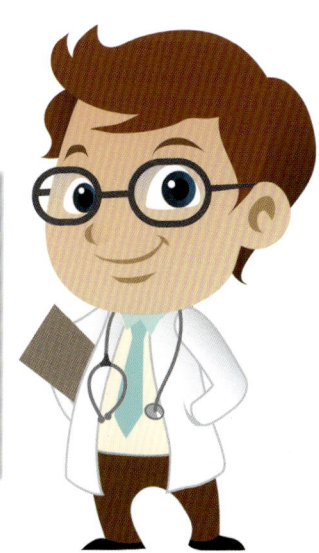

96. 中医治疗特应性皮炎如何辨证？

小王有个3岁的宝宝，聪敏可爱，但小王却非常烦恼。原来宝宝从小有"奶癣"，时好时坏，最近又发作了，尤其到了晚上，瘙痒加剧，哭吵不断。宝宝不断挠抓，皮肤上都是血痂抓痕，本来娇嫩的皮肤变得粗糙，睡眠很差，人都消瘦了。小王是又心痛又着急，到医院皮肤科就诊，医生诊断为"特应性皮炎"，经过一段时间的中西医治疗，宝宝晚上睡安稳了，身上的皮损也退去了很多。

特应性皮炎是一种具有遗传可能性的过敏性皮肤病，其患者以婴幼儿居多，与中医学的"胎敛疮""奶癣""湿疮""四弯风""血风疮"等病证相似。近年来特应性皮炎的发病率逐年增高，很多婴幼儿患者的家长像小王一样不想长期使用西药治疗，而中医方法尤其是外治法给这些患者带来了希望的曙光。

中医认为，本病的发生一方面是内有胎毒，外感风邪，搏于皮肤而成；同时特异性体质亦是发病的关键，属于先天禀赋不耐，风、湿、热阻于肌肤所致。治疗可根据不同的征候辨证施治。一般分为以下几个证型：

（1）湿热蕴结：证见红斑、丘疹、水疱、抓破后糜烂、渗出，大便干，小便黄。治疗以清热利湿为主，可服用龙胆泻肝汤。但一般外用比较容易被接受。渗出较多者可用黄芩、黄柏、苦参、马齿苋、茯苓、苍术、生地、金银花、玄参、地肤子、蛇床子、白鲜皮等煎汤湿敷，可配合针刺曲池、合谷等穴，并可在大椎、肺俞、膈俞、耳尖处用三棱针点刺放血。

（2）脾胃虚弱：证见反复发作，时轻时重，皮损干燥，覆有鳞屑，面色发白，自觉乏力，无食欲，大便较稀薄。治疗以健脾除湿为主，可服用除湿胃苓汤。渗出较多者,可用茯苓、白术、苍术、陈皮、黄芪、白扁豆、白及等煎汤湿敷。

(3)血虚风燥:一般见于发病日久,皮损轻度肥厚、干燥粗糙,伴抓痕、血痂、苔藓样变、瘙痒剧烈。治疗以滋阴养血、润燥息风止痒为主,可服用当归饮子。对于鳞屑较多者,可用当归、白芍、熟地、生地、川芎、防风、白蒺藜、秦艽、蝉蜕、僵蚕等煎汤湿敷或熏洗;瘙痒剧烈者,可加白鲜皮、苦参、马齿苋、地肤子、蛇床子、秦艽、丹参等。

配合针刺足三里、三阴交、血海、关元等穴。

(4)气滞血瘀:这些患者往往病程较久,皮损较为肥厚伴抓痕、血痂、苔藓样变,舌质较紫。治疗以活血化瘀为主,可用桃红四物汤。选用丹参、红花、桃仁、益母草、鸡血藤、莪术等煎汤熏洗;皮损处选择闪罐、走罐或梅花针叩刺。

中医治疗特应性皮炎注重局部辨证和整体辨证相结合,治疗方法较多,尤其是中医外治可免除患者服药之苦,应有良好的发展前景。

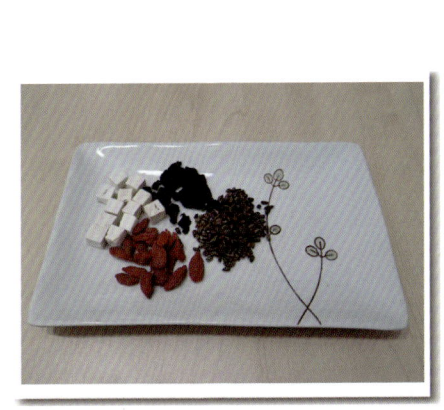
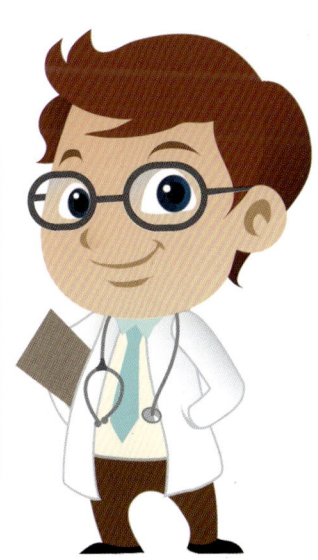

97. 中医怎样治疗慢性荨麻疹？

慢性荨麻疹的特点表现为风团形态各异、发无定处，骤起骤退，退后不留痕迹。荨麻疹在中医典籍很早就有记载，《黄帝内经素问·四时刺逆从论》之"少阴有余，病皮痹隐轸"，或是对该病最早的描述。

此外，《外台秘要》称之为"瘾疹""白疹""赤疹"，《医宗金鉴》谓其"俗名鬼饭疙瘩"。现代中医一般多称之谓"瘾疹"，俗称"风疙瘩"。

荨麻疹的病因复杂，特别是慢性荨麻疹。中医认为，荨麻疹是由于个体先天禀赋不足，而后又感染外邪所致。中医治疗从辨证论治出发，以辨病和辨证相结合，局部辨证和全身辨证相结合的方法，对治疗和延缓病情发展有一定作用。

最初的时候中医采取外洗或针灸的方法治疗荨麻疹。外洗多采用茺蔚子、矾石、接骨草等药物。晋代皇甫谧首次提出针刺天突穴治疗荨麻疹。自唐代孙思邈《千金药方》开始，治疗荨麻疹的方药逐渐丰富起来。目前根据《2017年瘾疹（荨麻疹）中医治疗专家共识》，慢性荨麻疹多见于以下4种证型，根据病情选用合适的药物。

（1）风热证：风团色红，自觉有灼热感，遇热时加剧，遇冷时可以缓解。有时伴有心烦口渴，咽干，舌质红，苔薄黄。常用药物：金银花、连翘、淡竹叶、鱼腥草、牛蒡子、薄荷、荆芥、防风、浮萍、蝉蜕、芦根、白鲜皮、甘草。

（2）风寒证：风团色淡红，遇冷时加剧，遇热时可以缓解。可伴有恶风畏寒，口不渴，舌质淡红，苔薄白。常用药物：桂枝、麻黄、白芍、大枣、紫苏叶、防风、荆芥、杏仁、生姜、甘草。

（3）肠胃湿热证：风团色泽鲜红，

多出现在饮食不洁、喜欢重口味的人群中。多伴腹痛腹泻或呕吐胸闷,大便稀烂不畅或便秘,舌红苔黄腻。常用药物:土茯苓、绵茵陈、金银花、黄芩、苏叶、枳实、厚朴、连翘、薏苡仁、徐长卿、白芍、甘草。

(4)气血亏虚证:风团色泽淡红,或者与肤色相同,反复发作,或劳累后加重;伴有头晕心慌,神疲乏力,唇色白,失眠。舌质淡,苔薄白。常用药物:党参、白术、茯苓、炒白芍、熟地、川芎、当归、桂枝、黄芪、防风。

荨麻疹还可以内外兼治。当风团红、瘙痒明显时,可给予马齿苋、浮萍、荆芥、地肤子、白鲜皮、飞扬草、蛇床子、苦参等解毒止痒中药煎汤熏洗。当风团色白,皮肤干燥时,可用当归、茯苓、白术等健脾养血的中药煎汤熏洗。

此外,还可以根据病情选用针刺疗法、耳针疗法、刺络放血、拔罐疗法来治疗荨麻疹。针刺疗法常以风池、曲池、内关、三阴交、血海、合谷为主穴。耳针疗法、抗过敏点埋针或压豆。拔罐疗法可选神阙穴。

中医治疗慢性荨麻疹历史悠久,中西药并用,中西结合,相互协同,可以缓解荨麻疹的病症并减少复发。

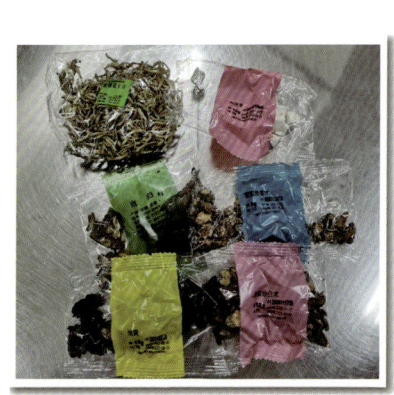

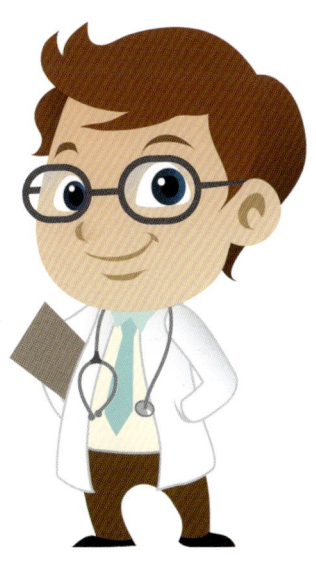

98. 什么是中医所说的"药毒"?

随着社会进步,人均寿命逐渐延长,老年人比例增高,用药人群亦越来越多。科技的进步又使新的药物层出不穷。古人云,是药三分毒。我国现存最早的医学专著《黄帝内经》记载,将药分为大毒、常毒、小毒、无毒。《素问·五常政大论》说:"大毒治病,十去其六;常毒治病,十去其七;小毒治病,十去其八;无毒治病,十去其九。无使过之,伤其正也。"治病离不开药物,药物是把双刃剑,有时候会给人体带来另一种伤害,那就是"药毒"。药毒原本是指药物本身的毒性(即毒副作用),现在亦指药物通过口服、注射或皮肤黏膜吸收等途径,进入人体后所引起的皮肤或黏膜的急性炎性反应。中医文献中称它为"中药毒"。就这一点而言,类似于西医的药疹。它的特点是发病前有用药史,有长短不一的潜伏期,常突然发病。多广泛或局限于皮肤,但严重者可累及内脏,甚至于威胁生命。那我们该如何做才能把药物对人体可能产生的伤害降到最低呢?

许多人认为西药是化学药物,容易导致药物反应,而中药大多是植物药,纯天然的,没有"药毒"。但近年来学者们亦发现中药亦可导致药疹,比如补骨脂、金银花、鱼腥草、雷公藤等。临床上常用的成药安宫牛黄丸,主要成分之一的朱砂含硫化汞,不宜长期使用,不然可引发药疹及其他毒性反应。

对于医生来说,在治疗疾病时,首先要知道患者是否存在药物过敏史。帮患者将导致药疹的药物书写在病历首页,这样可以引起医生注意,以后可以避免使用这类药物或是化学结构相似的药物。作为患者要把自己曾经的过敏史告诉医生,在服用药物的同时要仔细观察自己的皮肤有无红斑、瘙痒，有无出现气喘、胸闷等反应。如果有则要及时停药，避免出现更严重的症状。药毒的发生和个体有关，在正常用药的情况下，药疹只限于某些人使用某一种药后，而不是任何人用任何药都会发病。所以发生药毒的人群多有过敏体质。

很多药物在使用前需要做皮试，比如青霉素、狂犬疫苗、造影剂等，这是一种防止出现药毒的有效措施。别嘌呤醇所致的药毒多为致命性，所以目前可以在使用前做HLA-B*5801等位基因检测，如为阳性则避免使用别嘌呤醇。

熟悉和了解药毒，可以帮助我们更好地防止药毒的产生，让药物发挥最大的治疗效力，对人体的伤害降到最小。

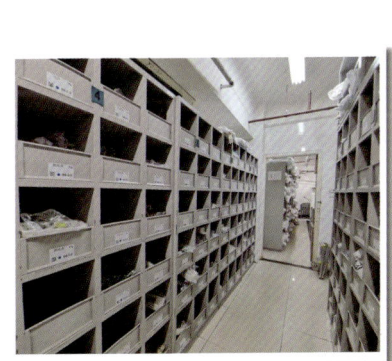
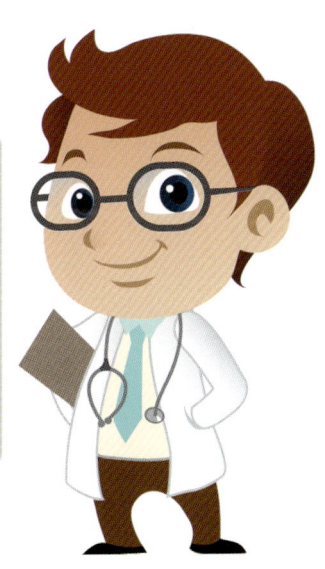

99. "风邪"与皮肤过敏有什么关系？

自然界中存在着风、寒、暑、湿、燥、火，即六气。当六气异常强盛时或不当时令，就会引起人体的病变，这时正常的六气就变成了致病的六淫。

机体通过自身的调节，对六气有一定的适应能力，一般不会使人体发病。当气候变化异常，人体的正气不足，抵抗力下降时，过强的风、寒、暑、湿、燥、火乘虚而入，导致人体发生疾病，这种情况下的六气，便称为"六淫"。中医认为，六淫是致病的邪气。风邪是外感病因的先导，寒、湿、燥、热等邪气常依附于风而侵袭人体。与寒合则为风寒之邪，与热合则为风热之邪，与湿合则为风湿之邪，与燥合则为风燥，故《黄帝内经》记载"风为百病之长"。风邪是六淫之首。

春风温煦，夏风清凉，秋风肃杀，冬风凛冽，一年四季，风无处不在。所以风邪致病特点是遍及全身，外至皮肤，内至脏腑，皆可受到风邪的侵袭。中医认为风为阳邪，具有升发、向上、向外的特点，所以容易侵犯人体上部，易于侵犯肌肤表面。比如发生于头面部的痤疮、单纯糠疹等。风为阳邪，容易化火化热，热盛会导致血燥，肌肤失养，皮肤可表现为增厚、粗糙、干燥脱屑、瘙痒不止，比如神经性皮炎、银屑病等。风常无形，有一种皮肤病为风瘙痒，即皮肤表面往往没有皮疹，仅觉瘙痒而已。

中医认为，过敏性皮肤疾病是以风邪为主侵袭人体肌表，影响脏腑气血运行和津液代谢。风邪引起过敏有内因和外因两方面因素。内因主要是禀赋不足、卫表不固、脾虚、血虚、血热、血瘀等。外因以风邪为主，可夹热、夹寒、夹湿、夹燥、过敏性疾病有一定的潜伏性,有发病突然、消失迅速、呈阵发性发作的特点,所以过敏性疾病属中医外感风邪致病的范畴,多具有起病急、发病快的共同特点。风善动而无定处,其致病部位游移,比如荨麻疹就是如此。其全身皆可发疹,无固定部位,而且时隐时现,此起彼伏。有人遇风就出疹是因为风邪侵袭肌表,使腠理疏松,汗孔开张,而出现汗出、恶风的症状。有的人荨麻疹风团颜色鲜红,自觉皮肤灼热,遇热加重,遇冷则减,那么就是风热之邪侵袭肌肤。有的人风团颜色较白,遇寒加重,怕冷,喜欢温暖,那就是受到风寒之邪的侵袭。

过敏性皮肤疾病虽然病种较多,临床表现亦各不同,但在病变特点上与风邪类似。痒自风来,止痒必先祛风。治疗过敏性皮肤疾病可用祛风药为主,同时配以养血、清热或祛寒药物,辨证施治,异病同治,同病异治,逐邪外出。现代药理研究表明,祛风药如麻黄、荆芥、防风、苍耳子、辛夷、白鲜皮、蝉蜕、桑叶等均具有明显的抗过敏作用,为中医治疗过敏性皮肤疾病提供了循证医学的依据。

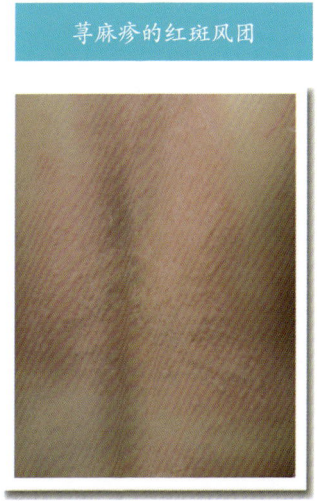

荨麻疹的红斑风团

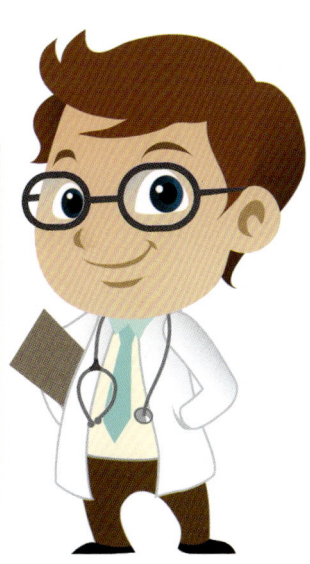

100. 过敏性皮肤病中医外治法有什么特点？

很多患者由于同时合并多种疾病，不想口服药物治疗皮肤病，那么只采用外治药可以吗？答案是肯定的。

皮肤是人体最大的器官，暴露在外。皮肤具有吸收功能，经皮给药，同样能起到治疗效果。《理瀹骈文》云："外治之理，即内治之理，外治之药，即内治之药，所异者法耳。"中医外治法历史悠久，《内经》记载的外治法有砭石、九针、导引、按摩、灸、熨、渍、浴、蒸、涂、嚏等，并开创了膏药的先河。随着科学技术水平的不断提高，现代中医的外治法已包括药敷、药熏、药贴、药擦、药枕、药罩、药扑、药滴、探吐、吸入、针刺、艾灸、牵引、刮痧、穴位注射、足底外治、中药离子导入、频谱照射、超声雾化等等60多种，在中医疗法的长河中百舸争流。

过敏性皮肤病常用的外治法有以下几种：

（1）湿敷疗法：是指用纱布蘸药汤敷患处来治疗疾病的一种方法。此法有抑制渗出、收敛止痒、消肿止痛、控制感染、促进皮肤愈合作用。一般是根据病情配方，将配方的药物水煎汤。使用时用消毒纱布蘸药液敷在患处，每次约半小时，每天2～3次。例如湿疮急性发作时，常用苦参、黄柏、地肤子、荆芥等煎汤湿敷以清热解毒止痒。

（2）熏洗：是通过温度和药二者之间的协同作用取得疗效。热的药液能疏松腠理，开发毛孔，活血通络。冷的药液有止痒的作用。通过煎煮的药液发挥清热解毒、润肤止痒的作用。适用于湿疹、皮肤瘙痒症、荨麻疹等多种过敏性皮肤病的治疗。

（3）穴位敷贴疗法：是在经络学说指导下，在患者一定的穴位上贴敷药物，通过药物和穴位的共同作用来治疗疾病的一种外治法。它既有穴位刺激作用，又通过皮肤组织对药物有效成分的吸收，发挥明显的药理效应，因而具有双重作用。有学者曾用中药贴脐疗法（荆芥、蝉蜕）治疗小儿荨麻疹取得了较好的疗效。贴脐传统疗法有利于药性直归于任脉以调节阴经五脏六腑之气血，从而提高小儿体免疫力，降低患病复发率。

（4）针刺放血：本疗法根据经络学说和针刺原理，用针具刺破特定部位或穴位放血，以疏通经脉，调气理血，促邪外出。有医者采用耳穴放血治疗湿疹，通过对耳部穴位的刺激，少部分血液的放出，促进经络运行，改善机体状态。

中医外治法为不愿或不能服药治疗的患者带来了福音，如何更合理的运用外治法治疗过敏性皮肤疾病也是医者们孜孜不倦追求的目标。

（91～100问由郭敏骅撰写）

穴位敷贴

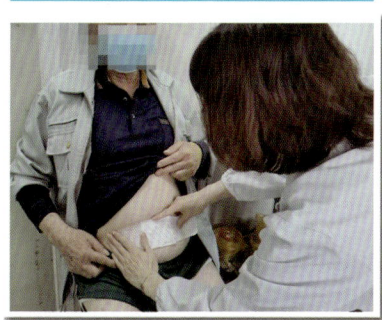

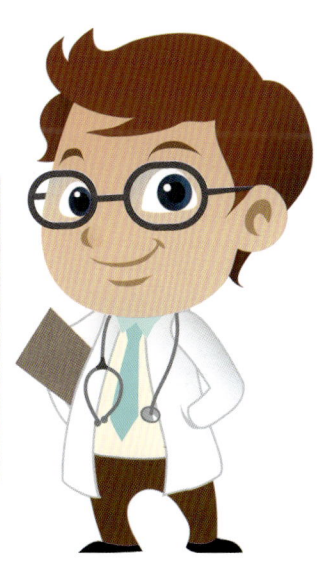

图书在版编目(CIP)数据

过敏与过敏性皮肤疾病 / 徐顺明，蔡茂庆主编. —上海：上海浦江教育出版社有限公司，2021.8
ISBN 978-7-81121-732-2

Ⅰ. ①过… Ⅱ. ①徐…②蔡… Ⅲ. ①变态反应病—防治—问题解答②过敏性皮炎—防治—问题解答 Ⅳ. ① R593.1-44 ② R758.2-44

中国版本图书馆 CIP 数据核字（2021）第 169208 号

GUOMIN YU GUOMINXING PIFU JIBING
过敏与过敏性皮肤疾病

上海浦江教育出版社（原上海中医药大学出版社）出版发行
社址：上海海港大道 1550 号上海海事大学校内　邮政编码：201306
分社：上海蔡伦路 1200 号上海中医药大学校内　邮政编码：201203
电话：（021）38284912（发行）　38284923（总编室）　38284910（传真）
E-mail: cbs@shmtu.edu.cn　URL: http://www.pujiangpress.cn
上海商务联西印刷有限公司印装
幅面尺寸：140 mm × 203 mm　印张：6.75　字数：186 千字
2021 年 8 月第 1 版　2021 年 9 月第 1 次印刷
责任编辑：佟　金　封面设计：姜文豪
定价：58.00 元